JN329955

臨床検査学
実習書シリーズ

臨床化学検査学
実 習 書

監修 一般社団法人
日本臨床検査学教育協議会

編 大西英文
狩野元成

医歯薬出版株式会社

『臨床検査学実習書シリーズ』の発行にあたって

臨床検査技師教育は昭和46年（1971年）にその制度が制定されて以来，本年で37年目を迎えた．また衛生検査技師教育を含めると約半世紀がたとうとしている．その間に臨床検査学の教育内容も充実し，確立したものとなった．今から約8年前の平成12年（2000年）に臨床検査技師学校養成所指定規則の改正が行われ，カリキュラムが大綱化された．それは科学技術の発展に即応した先端技術教育の実践や，医療人として豊かな人間性と高い倫理性をもつ人材の育成，そして総合的なものの考え方や広い視野の下で，医療ばかりではなく，予防医学・健康科学・食品衛生・環境検査などにも対応できる教育の充実を目標として改正されたものだった．時代の変遷とともに求められる臨床検査技師というものが変化し，技術主体から問題解決能力をもつ臨床検査技師の育成が求められるようになった．しかし，いくら自動化や機械化が進んだとしても臨床検査技師の養成に技術教育をお座なりにしてよいものではない．卒前教育において十分な基礎技術を身につけ，現場においてどんな場面においても的確に対応できる人材が必要となる．

有限責任中間法人日本臨床検査学教育協議会は平成18年（2006年）の法人化に伴い事業の一環として実習書の発行を企画した．その目的は，現在，標準となる臨床検査学の実習書がないこと，そして実習内容は各養成施設独自に定められており卒前教育として必要な技術が明確になっていないことなどがあげられる．それに加え，学内実習の標準化がなされれば臨地実習の内容統一にもつながってくることが期待される．このようなことからも実習書の作成は急務なものであった．医歯薬出版株式会社の協力の下，この『臨床検査学実習書シリーズ』が発行されることは，今後の臨床検査技師教育の発展に大きな足跡を残すことになると編者一同自負している．

編者は日本臨床検査学教育協議会の理事を担当されている先生に，そして執筆者は現在，教育に携わっている先生方を中心にお願いした．いずれも各専門科目において活躍し，成果を上げられている方がたである．

利用するであろう臨床検査技師養成施設の学生は，本書を十分に活用し，臨床検査技師として必要な技術を身につけていただき，将来社会で大いに活躍することを願うものである．

2008年8月

有限責任中間法人（現・一般社団法人）日本臨床検査学教育協議会・理事長

三村　邦裕

序文

臨床化学は，人間の生命現象を分子レベルで理解することを基本に，それを追究するための物理化学的手法を学ぶことを目的としている．疾病は，なんらかの原因で，人体の正常活動の恒常性が崩れ，円滑な内部環境を保つことができなかったときに生じる．臨床化学検査の多くは，そのわずかな身体の変化をとらえて病態度の判定を数量化でき，リアルタイムに治療の方向性を定めるのにきわめて有効な手段である．

今日の臨床検査の発展は技術革新による急速な自動分析装置の進展がもたらしたといっても過言ではない．それら発展には，多くの先人たちが測定法の開発・改良などにかかわり，大きく貢献した．実際の医療では，臨床化学検査は自動分析装置を用いて，限りなく完成された工程管理で行われている．そのため，検査技師は常にブラックボックス化された自動化装置を十分な性能で発揮させて検査する必要があり，それには，検体の取り扱い方，反応の機序，精度管理，機器保守管理，検査結果の評価など総合的な能力が要求される．言い換えれば，目に見えないブラックボックスの中で何が起こっているのか，想像する力を育まなければ，臨床化学の未来展望が開けない．現在，臨床検査学講座シリーズのなかの『臨床化学検査学』は，時代に即して，学生が何を学ぶべきであるのかが示されている．しかしながら，実習にかかわる内容が必要最小限であるため，各養成校では個々の実習書を必要とした．実習は問題発見能力や問題解決能力を育てるために大切であり，同時に，質の高いある一定の技術を身につけた臨床検査技師を輩出するには，養成校における標準的な実習内容の指針が重要なものになる．

そこで今回，この『臨床化学検査学　実習書』では多くの臨床現場での経験をもち，教育の場で活躍されている先生がたを中心に執筆いただいた．本書は，実習単位を2単位（90時間）に設定し，1回（1項目）の実習授業時間を4時限として，完結できる内容である．また，実習内容を円滑に進めるために，学生人数を40人と設定し，必要な器具・試薬・機器を明示した．項目によっては，個人またはグループ班で試薬調製を行う場合，採血を行う場合など実習条件が異なることがあり，それぞれの学習目標に応じて作成されている．学生の到達目標は，将来に向けて基礎から応用が展開できるよう考えられており，検体採取の技術とその取り扱い，適切な器具の選択と取り扱い，試薬調製の技術，測定原理の理解と操作技術，結果を解釈する力の習得をねらいとしている．また，その基本技能は，臨地実習においても十分に役立つものと確信する．臨床化学の学内実習書として，多くの養成校で利用されることを願っている．また，さらに本書がよいものとなるには，読者諸氏からのご意見，ご指摘が必要である．多くのご叱正を頂戴できれば幸いである．

2008年9月

編者・執筆者を代表して　**大西　英文**

臨床検査学
実習書シリーズ
臨床化学検査学
実習書

目次

263-00985

I
総論

1 定量概念と比色法

1 吸光光度分析（visible absorption spectrophotometry）：可視吸収スペクトル

目的

臨床化学分析において，分光光度分析法は最も用いられ，免疫検査・血液検査などにも幅広く応用されている．したがって，本分析法について，どのように目的成分を定量しているのかを理解することはきわめて重要である．

本実習では，共役系をもつ分子（β-カロテンを用いる）のヘキサン溶液の可視吸収スペクトルをとり，最大吸収波長における濃度と吸光度の関係について学ぶ．また，それらの結果からモル吸光係数を求め，分光光度分析法における役割とその重要性を理解することを目的とする．

実習前の基礎知識

①光の色と溶液の色および波長との関係について述べることができる．
②ランベルト・ベール（Lambert-Beer）の法則について述べることができる．
③モル吸光係数とは何かを述べることができる．
④目的成分濃度とモル吸光係数との関係について述べることができる．
⑤β-カロテンについて述べることができる．
⑥臨床化学分析に用いられる呈色反応について述べることができる．

実習目標

①透過率と吸光度の関係について述べることができる．
②各濃度の吸収スペクトルを測定することができる．
③吸収スペクトルから最大吸収波長を求めることができる．
④ランベルト・ベールの法則を用いてモル吸光係数を求めることができる．
⑤呈色溶液の色から最大吸収波長を推定することができる．

実習内容　グループ単位

①試料調製→各濃度の可視領域での吸光度測定→吸収スペクトルのグラフ作成

263-00985

→計算によるモル吸光係数の決定.
②実験材料としてβ-カロテンを用いて各濃度の希釈系列を作成する.
③各濃度におけるβ-カロテンの吸収スペクトル（波長と吸光度のグラフ）を作成する.
④最大吸収波長における濃度と吸光度の関係のグラフを作成する.
⑤実験結果から，最大吸収波長におけるモル吸光係数を求める.

器具

- メスフラスコ　適当数
- ホールピペット　適当数
- 安全ピペッタ　適当数
- メスシリンダー　適当数
- ガラスセル　適当数
- 分光光度計　1台（グループ単位）

試料の調製

グループ単位
試料：溶媒にヘキサンを用いる.
- 原液作製：β-カロテン 10 mg を秤量し，ヘキサン 100 ml に溶解する.
- 希釈系列作成：原液を 10，20，30，40，50 倍に希釈する.

操作法

①希釈倍率 10～50 倍溶液について，波長域 350～600 nm の範囲で測定する．測定間隔は，ピーク以外では 10 nm，ピーク付近に入ったら 5 nm，重要なところは 2 nm で行う.
②グラフを作成し，最大吸収波長を決定する.
③最大吸収波長における濃度と吸光度の関係のグラフを作成する．このとき，吸光度が 0.5 くらいのところを最適濃度とする.

＊①β-カロテンは光・熱・酸素・水などに弱いので，試料調製後すぐに測定する．前日準備はしない.
②ヘキサンは揮発性のある溶媒なので，採取には安全ピペッタを用いる．また，ヘキサンは非常に引火性が高いので注意する.
③有機溶媒は流しに捨てず，回収する.
④セルは試料溶液で共洗いし，光の通過する面を持たないで，すり面を持つ.

結果

①試料について各濃度におけるβ-カロテンの吸光度（縦軸）と波長（横軸）の関係のグラフを作成する．吸光度は小数第 3 位まで求める.
②上記の吸収スペクトルから，極大吸収波長ならびに最大吸収波長を求める.
③最大吸収波長における吸光度（縦軸）と濃度（横軸）の関係のグラフを作成する.

考察

①吸光度が 0.5 くらいのところを最適濃度とする理由を説明する.
②最大吸収波長における吸光度と濃度の関係のグラフにおいて，ランベルト・ベールの法則が成り立っていることを確認し考察する.
③極大吸収波長ならび最大吸収波長におけるモル吸光係数を求め，文献値と比較し考察する.
④β-カロテン溶液の吸収スペクトルから眼で色を認識する理由を考

察する．

⑤臨床化学分析に用いるモル吸光係数の数値はどのような意味をもつか考察する．

〔追加資料〕 試薬の購入

試薬名	分子量 化学式	購入先	量	金額 (円)	40人分の使用量
β-カロテン	536.87 $C_{40}H_{56}$	富士フイルム 和光純薬	1.0 g	2,500	60 mg (6班分)
ヘキサン	86.18 C_6H_{14}	国産化学	500 ml	800	800 ml

文献：

1) 田中誠之ほか：基礎化学選書7　機器分析（改訂版）．裳華房，1989，17〜49.
2) 大久保昭行ほか：臨床化学実践マニュアル．検査と技術増刊号，21 (5)：245〜255, 1993.
3) 泉　美治ほか：第2版機器分析のてびき（1）．化学同人，2003，116〜135.
4) 日本化学会編：化学便覧　基礎編Ⅱ（改訂5版）．丸善，2004，753.
5) 浦山　修ほか：臨床検査学講座／臨床化学検査学．医歯薬出版，2006.

（大西英文）

Ⅱ
採血法

1 静脈採血/検体分離・保存

実習準備

静脈採血は，検体検査の窓口となり，血液検査をはじめ免疫検査，輸血・移植検査，そして生化学・臨床化学分野における第一歩の重要な業務といえる．現在，1回の少量の採血で多くの生体情報を検査することが可能であるが，針を刺す侵襲的な行為であるだけに，慎重かつ正確・迅速に行わなければならない．当然のことながら，知識だけでなく事前の技術訓練が必要となる．
本実習では，採血に関する準備・採血行為・検体分離や保存方法を含めた一連の流れを理解し，実施することを目的としている．

実習前の基礎知識

①静脈採血法の目的と意義について述べることができる．
②採血法の種類と臨床検査技師の実施可能な採血について述べることができる．
③血清および血漿の違いについて述べることができる．
④抗凝固剤の種類と検査項目について述べることができる．
⑤検体分離後の保存方法について述べることができる．
⑥溶血が検査結果に及ぼす影響について述べることができる．

実習目標　患者接遇を含め，採血行為の技術的な一連の流れを理解し実施することができる

①駆血帯を正しく巻き，採取可能な血管を判定することができる．
③シリンジおよび針の準備をすることができる．
②腕の位置確認，消毒方法などを実施することができる．
④実際の採血行為を実施することができる．
⑤採血後の行動を実施することができる
⑥検体の分離および保存を行うことができる．

＊グループ班で考えた処理方法を教員に伝え，その根拠を示すこと．

実習内容　個人およびグループ単位

血清分離における全血放置時間を変えて遠心，分離する．
①採血後すぐに遠心した場合
　a．遠心後どのような状態になっているか確認する．

263-00985

b．対処方法を考える．
c．対処法を行い分離する．
d．分離した血清を提出する．
②約 30 分間室温放置し，血液が凝固してから遠心した場合
a．遠心後，どのような状態になっているか確認する．
b．血清を分離する．
c．分離した血清を提出する．
③適当な抗凝固剤を選択し遠心した場合
a．遠心後，どのような状態になっているか確認する．
b．遠心後，血液を観察し，①・②との違いを考察する．
c．軽く試験管を振り，観察する．
d．再度遠心し，血漿を分離する．
e．分離した血清を提出する．
④実験手技
a．上記①～③に添って学生の血清・血漿を分離する．
b．保存用試験管に分離し，凍結保存する．
⑤結果の検討
a．グループ班で採血行為に成功したか否かを確認する．
b．上手くできなかった場合，失敗した事例を具体的にあげて記録する．
c．観察した検体について気づいた点を検討する．

測定法

静脈採血/血清・血漿分離および保存

器具

・消毒用 70% アルコール（エタノール）および容器　適当数
・駆血帯（うっ血帯）　適当数
・腕枕　適当数
・注射器（シリンジ）5ml または 10 ml　適当数
・注射針 22 G×1 1/4　適当数
・分離用試験管
・遠心器　適当数（各グループ単位）
・保存用試験管　適当数

検体

・血清および血漿（学生）

操作

個人単位

図Ⅱ-1～-9 を参考に，次の項目を実施する．

■ 準備と練習

①学生２名を１組とし，患者役および採血者を決める．

②上記器具を準備する．

③分離用試験管および保存用試験管に患者役の学生の氏名などをあらかじめ記入する．

④腕枕を用い駆血帯の縛り方を交代で練習する．

⑤駆血帯により静脈を怒張させる．中指で軽く押し血管を観察し，穿刺部位を決める．

⑥上記④⑤の操作を数回繰り返し実施する．

⑦シリンジに針を装着する．針の向きに注意する．このとき駆血帯は外しておくこと．

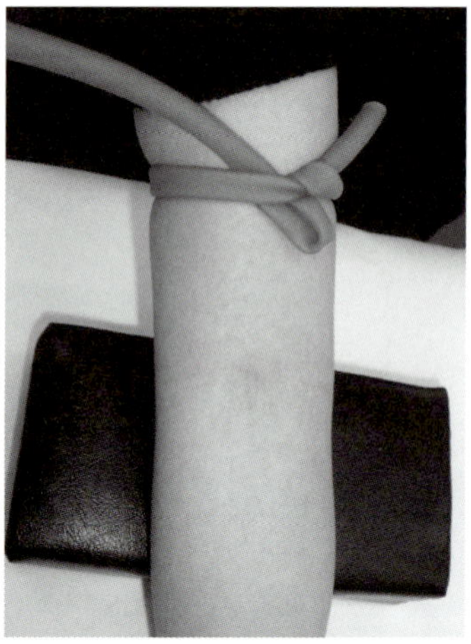

図Ⅱ-1　駆血帯の縛り方

穿刺部位の上方5～10 cmの腕に駆血帯（ゴム製など）を巻く．縛るときに縛り口端を上向きにして軽く挟み込むようにする．下向きに挟むと採血時に邪魔になる．また，挟み込みすぎは針を抜くときに針先が動き，痛みが大きくなる．逆に浅すぎると採血中に外れやすくなるので注意する．駆血帯を巻いている時間は１分以内を目安にする．それ以上の駆血は検査結果に影響する

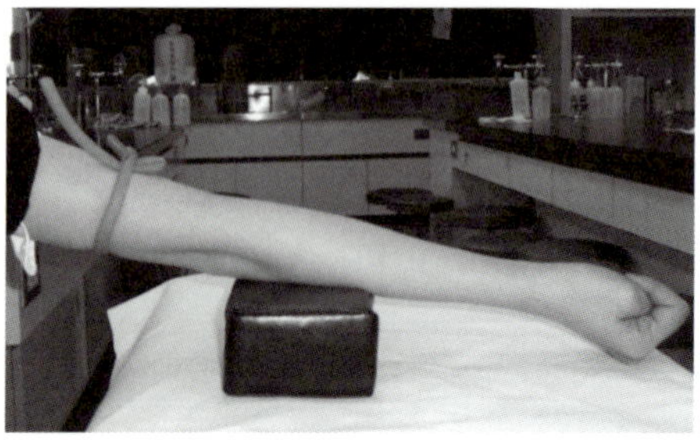

図Ⅱ-2　採血の姿勢

基本的に，椅子に座らせて，上肢を採血台に乗せる．肘が伸びた状態で腕枕に固定する．腕枕と肘に空きがあると不安定となる．肘が曲がっていると血管が伸展しない．特に神経質な人や貧血を起こしやすい人はベッドに寝かせて採血する

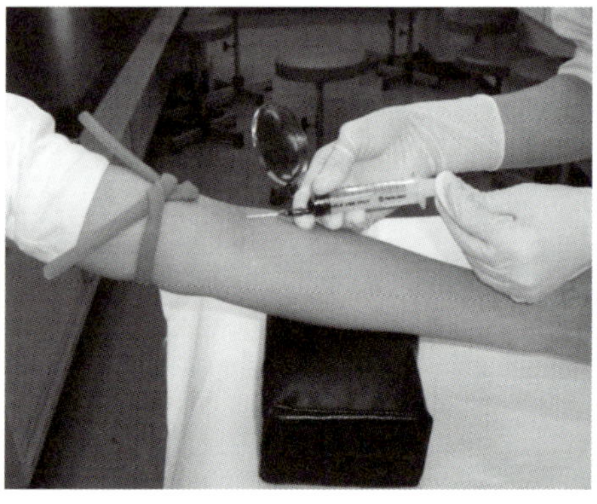

図Ⅱ-3　皮静脈の固定と注射器の持ち方

シリンジと針を接続し，針の切り口を上向きにしてシリンジの目盛り側に合わせる．ピストンを動かし，すり合わせを確認する．注射器は拇指と中指で軽く添えて持ち，人差し指は接合部に当て，他の指は固定に用いる．他方の手で前腕部を軽く持ち，拇指にて穿刺部位より下方を圧迫しながら軽く引くように押さえる

263-00985

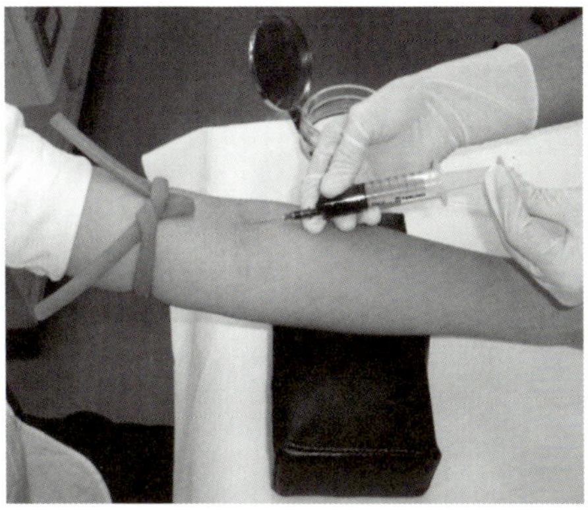

図Ⅱ-4　注射器の固定・吸引

やや力を入れて素早く皮膚を通過するように穿刺し，皮下組織に達したらゆっくり針先を押し進める．シリンジ内への血液の流入を確認後，注射器を持っている手は固定し，拇指・人差し指以外の背面の指を前腕に密着させ固定する．他方の手でピストンを軽く引き，採血する．ピストンを強く引くと溶血の原因となるので注意する

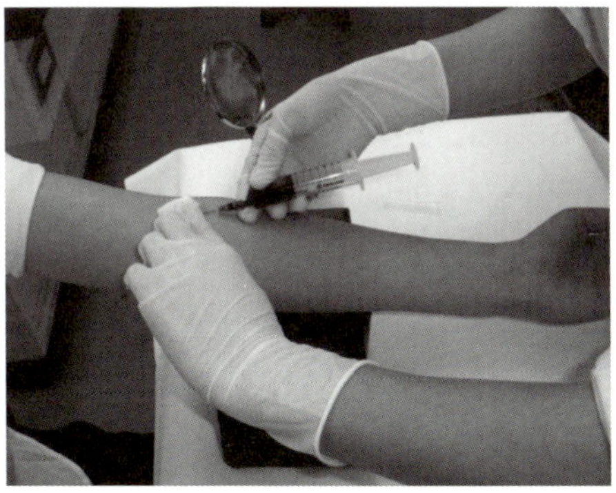

図Ⅱ-5　針の抜き方

針を抜く前に，駆血帯を外す．駆血帯は軽く挟み込んだほうを針先が動かないように静かに取り外す．駆血帯の解除を忘れると穿刺部位より多量の血液が出てくるので注意する．固定している反対の手で酒精綿を持ち，穿刺部位に軽く当てながら針を抜き，その後すぐに酒精綿を強く押し当てて圧迫する

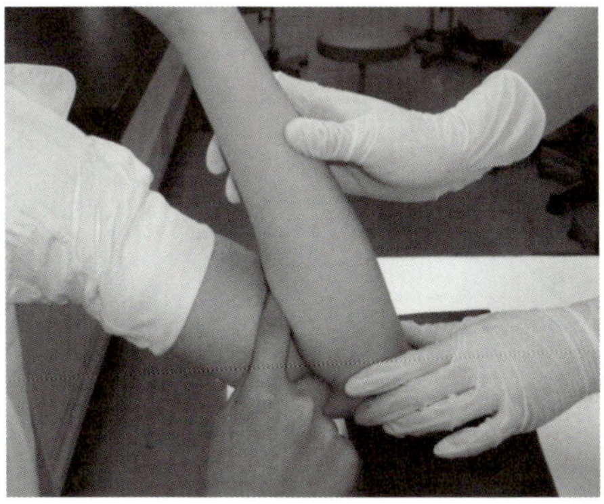

図Ⅱ-6　圧迫止血

患者の指をあてがい圧迫止血しながら，患者の指で押さえたまま肘関節を曲げ，そのままの状態で数分止血する．このとき穿刺部位をもまないように説明する

⑧注射器のキャップを外さずに，持ち方，吸引中の固定の仕方を確認する．

■ 採血行為

⑨再度，駆血帯を巻き，確認した穿刺部位の血管周囲を広く消毒する．消毒用70%アルコールは，綿が軽く湿った状態がよく，液体量が多い場合は指先で絞って使用する．

⑩再度準備を確認し穿刺を行う．シリンジ入り口に血液の流入が見えたら，ピストンを引く．

⑪目盛りを参考に必要量の採血ができたらピストンを引くのをやめる．

⑫針を抜く前に駆血帯を外す．このとき針が動かないように注意する．

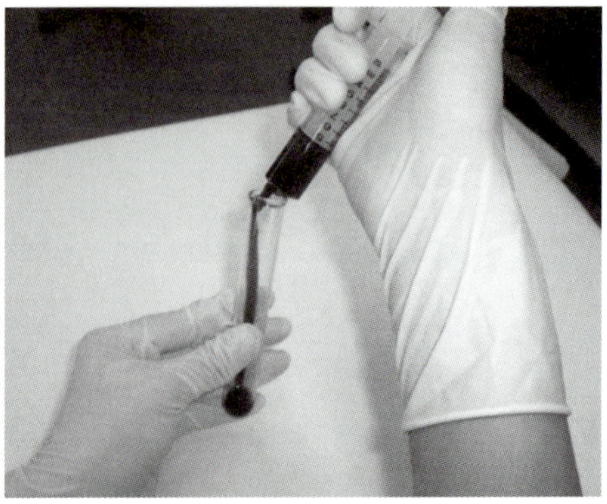

図Ⅱ-7　血液の分注

針キャップを手で持たずに針先を入れ，蓋をする．注射針をキャップごと外し，試験管の管壁に沿って静かに入れ，パラフィルムなどで栓をする．このとき勢いよく血液を入れたり，最後の泡まで入れないようにし，特に溶血に注意する．溶血は検査結果に影響することが多い

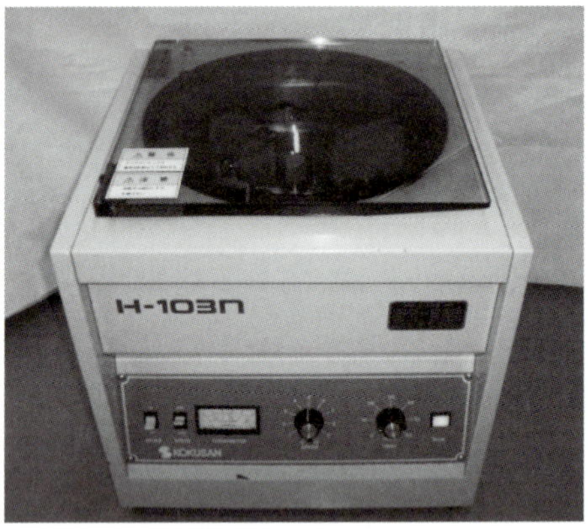

図Ⅱ-8　血清・血漿分離①

「実習内容」で決められた放置時間後，遠心器に入れ，遠心時間・回転数などを確認して分離する

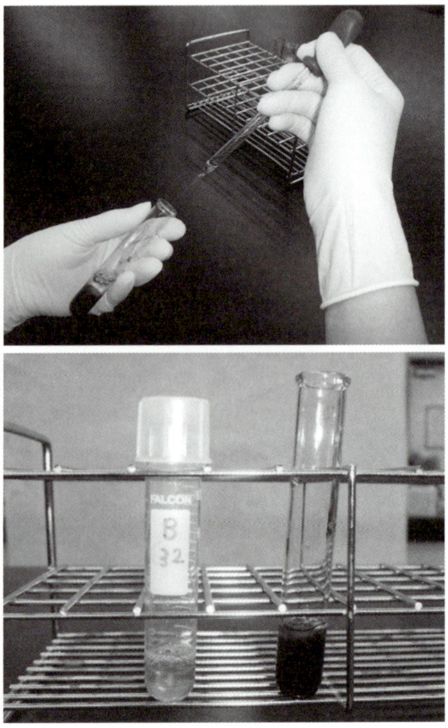

図Ⅱ-9　血清・血漿分離②

遠心器から取り出し，毛細管ピペットなどを用いて血清を保存用試験管に分離する．グループ班ごとに確認し提出する．

⑬酒精綿で穿刺部位を隠すようにおおい，針を抜くと同時に患者の指をあてがい，圧迫止血する．

⑭患者の指で押さえたまま肘関節を曲げ，そのままの状態で数分止血

する．

⑮採取した血液を各試験管に分注し，パラフィルムなどで栓をする．

⑯使用した針，シリンジ，酒精綿などの処理・片づけを行う．

■ 遠心・検体分離

⑰「実習内容」に添って遠心する．

⑱それぞれ血清・血漿を保存用試験管に分離し観察する．

⑲グループ単位で提出する．

⑳グループ単位で検討する．

〔追加資料〕 試薬の購入

試薬名	分子量 化学式	購入先	量	金額 (円)	40人分の 使用量
エタノール	46.1 C_2H_5OH	富士フイルム 和光純薬	500 ml	1,400	適当量
シリンジ	——	テルモ	100本　10 ml 5 ml	2,775 2,340	適当量
針	——	テルモ	100本	740	適当量
駆血帯	——	——	1 m	220	適当量
腕枕	——	——	1個	800	適当量
綿	——	——	500 g（カット綿）	1,000	適当量

文献：

1）三村邦裕ほか：臨床検査学講座/臨床検査総論（第2版）．医歯薬出版，2007，23～33.
2）金井正光，金井泉：臨床検査法提要（改訂第30版）．金原出版，1993，251，470～471.
3）日本臨床衛生検査技師会：静脈採血推奨法 Ver. 1.0. 2004.
4）日本臨床検査標準協議会（JCCLS）：標準採血法ガイドライン（第1版）．2004.

（谷口智也）

263-00985

III
無機質

1 鉄 (iron ; Fe)

目的

鉄は必須栄養素の一つで，さまざまな生体内での代謝プロセスに必須なコファクターであり，生体内の鉄量は精密にコントロールされている．全身鉄 3～4 g のうち，多くはヘモグロビン中や貯蔵鉄，筋肉中のミオグロビン中に存在し，血漿中には 3～4 mg 存在する．通常は 1 日に 1 mg が排泄され，1 mg が十二指腸や小腸上部で吸収されている．血清鉄の測定は特に鉄欠乏性貧血の診断に重要で，血清フェリチンの低下，血清鉄の著明な減少と TIBC の増加がみられる．また，血清鉄は日内変動が激しく，一般に早朝空腹時に最高値となる．そのため，この時間に採血不可能な場合は，毎測定時には決まった時刻に採血する必要がある．

実習前の基礎知識

①臨床的意義について述べることができる．
②鉄の生体内での吸収，貯蔵，代謝について述べることができる．
③バソフェナンスロリンスルホン酸ナトリウムを用いた松原法について述べることができる．
④松原法以外の測定法について述べることができる．
⑤総鉄結合能（TIBC），不飽和鉄結合能（UIBC），血清鉄の 3 者の関係について述べることができる．

実習目標

①希釈標準液を調製することができる．
②血清鉄測定における各操作，試薬の意味について述べることができる．
③検体（血清）を用いて血清鉄濃度を求めることができる．

測定法 松原法（バソフェナンスロリン比色法）

263-00985

基準値

血清鉄　男：80〜180 μg/dl（14.3〜32.2 μmol/l）
　　　　女：70〜170 μg/dl（12.5〜28.7 μmol/l）

測定原理

血清に塩酸，還元剤を含むトリクロロ酢酸（TCA）を加え，除タンパクと同時にトランスフェリンから鉄を解離させる．加熱後，得られた透明上清にバソフェナンスロリン（BPT）を加え，その鉄キレート錯体を比色定量する．

反応式

トランスフェリン-Fe^{3+}（血清鉄） —[塩酸，チオグリコール酸 / TCA]→ Fe^{2+}-チオグリコール酸（除タンパク上清中） —[BPT / pH3〜6]→ $[Fe(BPT)_3]^{2+}$（鉄キレート錯体　橙赤色，λ_{max} 535 nm）

器具

・マイクロピペット（1,000 μl 用）　1 人 1 本×人数分
・中目盛メスピペット（5 ml）　1 人 3 本×人数分
・中目盛メスピペット（10 ml）　1 人 1 本×人数分
・ホールピペット（1 ml）（標準液作製用）　1 人 2 本×人数分
・ホールピペット（2 ml）（標準液作製用）　1 人 1 本×人数分
・ホールピペット（9 ml）（標準液作製用）　1 人 1 本×人数分
・メスフラスコ（100 ml）　1 本（5〜6 人のグループ班で 1 本）
・恒温槽　1 台（5〜6 人のグループ班で 1 台）
・分光光度計　1 台（5〜6 人のグループ班で 1 台）

試薬

グループ班で作製

1 グループあたりの試薬作製量

	種類	濃度	組成
R1	水		鉄含有量が 1.1 μg/dl 以下の脱イオン水
R2	除タンパク剤	1 mol/l HCl，0.4 mol/l チオグリコール酸，0.6 mol/l TCA	35% HCl 8.8 ml※1＋チオグリコール酸 3 ml※2＋TCA 10 g＋水（R1）⟶メスシリンダーにて 100 ml
R3	BPT 発色剤	0.5 mmol/l BPT，1.5 mol/l 酢酸ナトリウム	バソフェナンスロリンスルホン酸二ナトリウム 26.8 mg＋少量の水（R1）に溶解＋酢酸ナトリウム三水和物 20.4 g ＋水（R1）⟶メスシリンダーにて 100 ml
R4-A	標準原液	1 mgFe/ml	原子吸光分析用市販品
R4-B	鉄標準液	0.02 mgFe/ml	原液（R4-A）2.0 ml※3＋35% HCl 1.0 ml※4＋水（R1）⟶メスフラスコで 100.0 ml

※1 中目盛メスピペット 10 ml，※2 中目盛メスピペット 5 ml，※3 ホールピペット 2 ml，※4 ホールピペット 1 ml

263-00985

検体

・血清（学生同士で採血した検体を用いる）

方法

①検量線用の鉄 200 μg/dl の希釈標準液作製法

・**表Ⅲ-1** に従って鉄標準液 2.0 mg/dl（R4-B）を水（R1）で希釈する．

表Ⅲ-1

No.	①
2.0 mg/dl 鉄標準液（ml）	1.0
水（R1）（ml）	9.0
濃度（μg/dl）	200

操作

①測定は各自で行うこと．検体は 5 本測定とし（グループ内の学生の検体），試薬ブランク，標準液，検体はいずれも 2 重測定で行う．

		試薬ブランク	標準液	検体	操作のポイント
試料	水（R1）	1.0 ml			サンプリングはマイクロピペット（1,000 μl）で行う
	希釈標準液 200 μg/dl		1.0 ml		
	血清			1.0 ml	
除タンパク剤（R2）		1.0 ml	1.0 ml	1.0 ml	5 ml メスピペット使用
混和後，検体のみ 56℃，15 分間加温し，3,000 rpm，10 分間遠心 試薬ブランク，標準液は混和後そのまま次の操作へ					・検体の混和はミキサーで ・加温，遠心中は試験管をパラフィルムでおおう
除タンパク上清（or 混和液）		混和液 1.0 ml	混和液 1.0 ml	上清 1.0 ml	別の試験管にマイクロピペットを用いて採量
BPT 発色剤（R3）		1.0 ml	1.0 ml	1.0 ml	5 ml メスピペット使用
混和，5 分以上放置					
535 nm にて吸光度測定		ブランク	*E*st	*E*s	

注：鉄の測定については使用器具はすべて除鉄洗浄したものを用いるが，試験管やサンプリング時に使用するチップはディスポーザブルのものを使用すれば問題はない．5 ml メスピペットも除鉄洗浄が困難な場合はすべてマイクロピペットで代用してもかまわない

結果

①血清鉄濃度は下の計算式より求める．

（ただし，ブランク，*E*st，*E*s の値は 2 重測定の平均値を用いる．）

$$\text{血清鉄濃度}(\mu g/dl) = \frac{\text{検体の吸光度}(Es - \text{ブランク})}{\text{標準液の吸光度}(Est - \text{ブランク})} \times \text{標準液濃度}(200\ \mu g/dl)$$

評価

①各自測定した結果について，基準値と比較し，グループ班で検討する．各自の検体について実習施設病院の検査室での測定値が得られれば，その値と自分の測定値を比較し，操作手技，標準液などいろ

263-00985

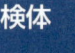

いろな角度から検討を加える.

〔追加資料〕 試薬の購入

試薬	量	単価(円)	備考
HCl(分子量 36.5)35〜37%	500 ml(精密分析用)	1,100	
チオグリコール酸(分子量 91.12)	500 ml(特級)	4,500	
トリクロロ酢酸(分子量 163.4)	500 g(特級)	4,700	
酢酸ナトリウム・三水和物(分子量 136.1)	500 g(特級)	1,100	
BPT(バソフェナンスロリンスルホン酸二ナトリウム塩)(分子量 536.5)	100 mg	2,800	
鉄標準原液(1.0 g/l, 17.9 mmol/l):1,000 mg/l	100 ml(原子吸光分析用)	2,500	

文献:
1) 松原高賢:電解質. 臨床化学分析V, 東京化学同人, 1967, 91.
2) 斉藤正行ほか編:改訂臨床化学実習(改訂 11 刷). 講談社サイエンティフィク, 2005, 112〜113.

(瀧本順三郎)

2 総カルシウム (calcium；Ca)

目的

カルシウムは神経刺激伝導，筋収縮，酵素の活性化，血液凝固などに必須の元素であり，主に副甲状腺ホルモン（PTH）と活性型ビタミンD（1,25（OH）$_2$D）によって，腸管からの吸収，骨への出入りや腎での再吸収が調節され，血中濃度の恒常性が厳密に維持されている．よって，副甲状腺機能異常，ビタミンDの過剰や欠乏，骨や腎の疾患などによって異常値を示す．血清中のカルシウムはイオン型（48～55%），アルブミン結合型（40～50%），残りの数%は重炭酸やクエン酸などの結合型として存在する．生理的に重要なのはイオン型であり，電極を用いてイオン型のみを測定することもあるが，臨床検査で一般的に測定されるのはキレート剤を用いた総カルシウム量である．総カルシウム量はその半分がアルブミン結合型であるため，特に総カルシウム濃度が低値を示す場合には，血清アルブミン値で補正する必要がある．

実習前の基礎知識

①カルシウムの生体中分布，血液中での存在様式，生理的な役割について述べることができる．
②測定原理について述べることができる．
③カルシウムの代謝と血中カルシウム濃度の調節について述べることができる．
④臨床的意義について述べることができる．

実習目標

①試薬の調製ができる．
②検量線を作成することができる．
③管理血清または自己検体を用いて総カルシウム濃度を求めることができる．

実習内容

①試薬調製はグループ単位で行い，測定はできれば個人単位で実施．
②試薬調製→標準液および標準液希釈系列の調製→操作→結果→評価．
③検量線から総カルシウム濃度を求める．

263-00985

④検討課題として，同じ検体を 8-ヒドロキシキノリンを添加した試薬と添加しない試薬とで別々に求める．

測定法

o-クレゾールフタレインコンプレクソン（*o*-cresolphthalein complexone；*o*-CPC）法

基準値

8.5〜10.2 mg/dl

測定原理

アルカリ性下で，血清中のカルシウムと *o*-CPC がキレート結合して呈する紫紅色を 575 nm で比色定量する．共存するマグネシウムも同様に発色し正誤差となるために，8-ヒドロキシキノリンを添加し回避している．

反応式

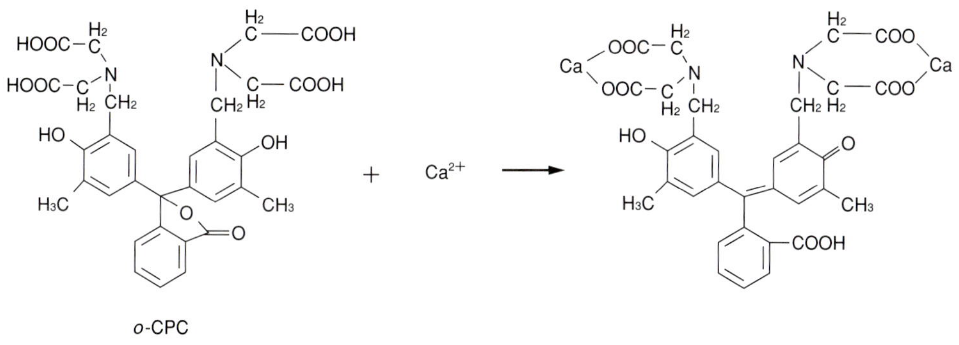

検討課題

①8-ヒドロキシキノリンによるマグネシウムの隠蔽効果を確認する．
・先に調製した *o*-クレゾールフタレインコンプレクソン（*o*-CPC）溶液とは別に，8-ヒドロキシキノリン溶液を加えない *o*-CPC 溶液を調製する．
・8-ヒドロキシキノリン溶液を加えた場合と加えない場合で血清試料を測定し，その値を比較し検討する．

器具

・マイクロピペット（100〜1,000 μl，20〜100 μl） 適当数
・メスピペット（5 ml） 適当数
・メスシリンダー（100 ml） 適当数
・メスフラスコ（100 ml） 適当数
・ビーカー 適当数
・分光光度計 1台（各グループ単位）

試薬

グループ単位で調製

①8-ヒドロキシキノリン液（5 g/dl） 5 ml 作製

8-ヒドロキシキノリン 0.25 g をエタノール 5 ml に溶解する．

(8-ヒドロキシキノリン（8-キノリノール）：分子量 145.2)

② *o*-CPC 溶液（20 mg/dl） 100 ml 作製

o-CPC 20 mg を 0.1 ml の 1N-KOH に完全に溶解したのち，酢酸 0.1 ml と 5% 8-ヒドロキシキノリン溶液 5 ml を加え，精製水で 100 ml とする．さらにトリトン X-100 を 0.1 ml 加えて混和する．冷所で 2〜3 カ月安定．

③CAPS 緩衝液（0.1 M，pH 11.0）

CAPS 2.21 g を精製水に溶解し 1N-NaOH で pH を 11.0 としたあと，精製水で 100 ml とする．密栓保存で長期保存可能．

④Ca 標準液（100 mg/dl）

炭酸カルシウムを 250 mg 秤量し，100 ml のメスフラスコに入れ，1 M-HCl 10 ml で完全に溶解させたあと，精製水を加えて 100 ml とする．

⑤Ca 標準液希釈系列

100 mg/dl のカルシウム標準液を用い，5.0，10.0，15.0，20.0 となるよう精製水で調整する．

検体

・血清（学生）あるいは市販の管理血清

方法

①検量線作成および検体の分析

a．**表Ⅲ-2** に従って標準液を精製水で希釈する．

b．標準液を試料として用い，「操作」に従う（検量線作成）．

c．検体は血清を試料として用い，「操作」に従う．

表Ⅲ-2

No.	①	②	③	④
100 mg/dl カルシウム標準液（μl）	50	100	150	200
精製水（μl）	950	900	850	800
カルシウム濃度（mg/dl）	5.0	10.0	15.0	20.0

263-00985

操作

No.			試薬盲検 (B)	検量線 (Std)	検体 (Smp)	操作法のポイント
1	試料	精製水（μl）	50			
		標準液（μl）		50		表III-2 より No.①～④の各濃度をそれぞれ採取する
		血清（μl）			50	
2	*o*-CPC 溶液（ml）		1.0	1.0	1.0	
3	緩衝液（ml）		4.0	4.0	4.0	
4	インキュベーション		混和したのち，15 分間室温に放置			
5	吸光度測定		B を対照として 575 nm で吸光度を測定する			

結果

①縦軸に吸光度，横軸にカルシウム濃度をとり，検量線を作成する．

②作成した検量線から，検体の吸光度に相当するカルシウム濃度を求める．

または，カルシウム濃度 10 mg/dl の標準液を用いた場合は次の式により求める．

$$\text{カルシウム濃度(mg/dl)} = \frac{\text{検体の吸光度}}{\text{標準液(10 mg/dl Ca}^{2+}\text{)の吸光度}} \times 10$$

③測定した検体が低アルブミン（< 4 g/dl）である場合には，次の式によりカルシウム濃度の補正を行う．

補正 Ca 濃度(mg/dl) = 血清 Ca 濃度(mg/dl)

− 血清アルブミン濃度(g/dl) + 4

注意

- *o*-CPC の反応特異性は高くない（アルカリ土類金属イオンと反応）．
- *o*-CPC 自身が pH により色調が変化する．すなわち，酸性下では無色で，アルカリに移行するに従い桃色から深紅色となる．
- *o*-CPC は酸性下では比較的安定であるが，アルカリ下では不安定となり分解しやすい．そのため試薬調製は酸性で行い，測定時にアルカリ性とする．

評価

①各自測定した結果について，基準値と比較し，グループ班で検討する．

②検討課題を行った場合には，測定値に差があればその原因について考察する．

③アルブミン補正を行った場合には，値を比較してその意義について考察する．

〔追加資料〕 試薬の購入

試薬名(略称)	分子量 化学式	購入先	量	金額 (円)	備考
o-クレゾールフタレインコンプレクソン(*o*-CPC)	636.6 $C_{32}H_{32}N_2O_2$	富士フイルム和光純薬	1 g	2,900	
酢酸	60.1 CH_3COOH	富士フイルム和光純薬	500 ml	800	
8-ヒドロキシキノリン	145.2 C_9H_7NO	富士フイルム和光純薬	25 g	1,750	
トリトン X-100		富士フイルム和光純薬	500 ml	2,100	
N-シクロヘキシル-3-アミノプロパンスルホン酸(CAPS)	221.3 $C_9H_{19}NO_3S$	同人化学研究所	25 g	4,000	
水酸化カリウム	56.1 KOH	富士フイルム和光純薬	500 g	920	
水酸化ナトリウム	40.0 NaOH	富士フイルム和光純薬	500 g	800	
塩化水素	36.46 HCl	富士フイルム和光純薬	500 ml	600	
炭酸カルシウム	100.09 $CaCO_3$	富士フイルム和光純薬	500 g	2,200	

文献：
1) Connerty, H. V. & Briggs, A. R.：*Am J Clin Pathol*, 45 (3)：290〜296, 1966.
2) 佐藤悦子：生物試料分析，28 (4)：315〜319，2005.

(大橋鉱二)

263-00985

3 無機リン (inorganic phosphorus；IP)

目的

体内のリンの約80%以上はCaやMgと結合して骨や歯などの硬組織に存在することから，血清無機リンはCa代謝と密接な関係にある．したがって，副甲状腺機能の異常によって血清無機リン濃度は変動する．また，血清無機リンは尿中に排泄されることから，腎機能の異常によっても変動する．
赤血球中には多量の有機リンが含まれているので，溶血すると加水分解を受けて無機リンが生ずる．
本実習では，血清および溶血血清を試料として無機リンを測定し，溶血の影響について学ぶ．

実習前の基礎知識

①臨床的意義について述べることができる．
②生体内での無機リンの役割について述べることができる．
③Fiske-Subbarow法とは何かについて述べることができる．
④Fiske-Subbarow法以外の測定法について述べることができる．
⑤無機リンの単位がmEq/lではなくmg/dlであることを述べることができる．
⑥無機リンと有機リンの違いについて述べることができる．
⑦無機リンの食事の影響，そして年齢差について述べることができる．

実習目標

①検量線を作成することができる．
②自己血清を用いて無機リン濃度を求めることができる．
③測定反応での還元剤の必要性について理解できる．
④測定反応での界面活性剤の必要性について理解できる．

実習内容　個人で行う

＜今回行う採血，溶血試料の調製＞
・各自3 mlの採血を行い，2本の試験管に1.5 mlずつ分取する．
・1本の試験管に蒸留水0.1 mlを加えてよく攪拌する．

・2本の試験管ともに1時間放置後，遠心分離を行い，血清および溶血血清を採取する．

<実験手技>

・検量線用に無機リン基準液を希釈する．

・検体の無機リン濃度を測定する．

<結果の検討>

・得られた結果を基準値と比較し検討する．

・溶血血清に関しては無機リン濃度の上昇について検討する．

測定法

フィスケ・サバロウ（Fiske-Subbarow）法（直接法）

基準値

成人　2.5～4.5 mg/dl

小児　4.8～5.6 mg/dl

測定原理

検体中の無機リンは酸性下でモリブデン酸塩と結合して6価のリンモリブデン酸となる．これを1-アミノ-2-ナフトール-4-スルホン酸などの還元剤で還元すると，青色物質である3価のモリブデンブルーを生成する．この青色の吸光度を測定することで，検体中の無機リン濃度を求める．血清タンパクはこの反応を干渉することから除タンパク操作が必要であったが，ラウリル硫酸ナトリウムなどの界面活性剤を添加することで，血清タンパクが干渉することなく，直接測定が可能となった．

反応式

$$H_3PO_4 + 12H_2MoO_4 \xrightarrow[\text{界面活性剤}]{\text{硫酸}} H_3[PO_4 \cdot MoO_{12}O_{36}] \xrightarrow[\text{還元剤}]{} \text{モリブデンブルー}$$

モリブデン酸　　リンモリブデン酸 Mo(Ⅵ)　　青色物質 Mo(Ⅲ)

器具

・マイクロピペット（50～1,000 μl）　適当数（学生40名で20本）

・メスピペット（10 ml）　適当数（学生40名で40本）

・三角フラスコ（50 ml）　適当数（学生40名で40個）

・恒温槽　1台（5～6人のグループ班で1台）

・分光光度計　1台（5～6人のグループ班で1台）

263-00985

試薬

教員あるいは個人が調製

①発色試薬（学生が各自 40 ml を用時調製）

モリブデン酸試薬(A)と還元剤試薬(B)を 1：1 の割合で混合し，これを発色試薬とする．

A．モリブデン酸試薬（教員が 1,000 ml 作製）

モリブデン酸アンモニウム 1.5 g を約 800 ml 蒸留水に溶解後，濃硫酸 10 ml を徐々に加える．

さらに，ラウリル硫酸ナトリウム（SDS）32 g を入れて溶解し，最終的に 1,000 ml にする．

＊SDS の溶解は，撹拌より加熱がよい．撹拌しすぎると発泡してメスアップがむずかしい．

B．還元剤試薬（教員が 1,000 ml 作製）

亜硫酸水素ナトリウム 15 g，無水亜硫酸ナトリウム 0.5 g，1-アミノ-2-ナフトール-4-スルホン酸 250 mg を蒸留水 1,000 ml に溶解する．褐色ビンに保存する．

②リン基準液（20 mg/dl）

市販のリン基準液（100 mg/dl をホールピペットで 40 ml とり，メスフラスコで 200 ml にする．

検体

血清（学生）および溶血血清（学生）

方法

①検量線作成

表Ⅲ-3 に従って基準液を蒸留水で希釈し，各濃度の無機リン基準液を作製する．

表Ⅲ-3　検量線用の基準液の希釈

No.	①	②	③	④	⑤
20 mg/dl P 基準液（ml）	0.25	0.5	0.75	1.0	原液
蒸留水（ml）	1.75	1.5	1.25	1.0	
濃度（mg/dl）	2.5	5.0	7.5	10	20

②発色試薬の調製

三角フラスコを用いてモリブデン酸試薬(A)と還元剤試薬(B)を 1：1（20 ml：20 ml）の割合で混合し，これを発色試薬とする．

③操作法

・検体および基準液を試料として用い，次項の操作法に従う．

・試験管 8 本に蒸留水（盲検用 1 本），基準液（検量線用 5 本），検体（2 本）をそれぞれ 0.05 ml を入れる．

・その試験管に各自調製した発色試薬の 4.0 ml を入れてよく攪拌後，37℃で 20 分間加温する．

・流水で冷却後，盲検（B）を対照として 660 nm で基準液と検体の吸光度を測定する．

操作法

No.			試薬盲検 (B)	検量線 (Std)	検体 (Smp)	操作法のポイント
1	試料	蒸留水（ml）	0.05			
		基準液（ml）		0.05		表Ⅲ-3の①～⑤から採取
		血清・溶血血清（ml）			0.05	
2	発色試薬（ml）		4.0	4.0	4.0	モリブデンブルーを生成
3	インキュベーション		よく混和し，37℃で20分間加温する			
4	吸光度測定		流水で冷却後，Bを対照として660nmでStdとSmpの吸光度を測定する			

発色試薬を入れるとタンパク質が析出することがあるが，よく攪拌して37℃で加温することで析出物は消失する

結果

①検量線作成：縦軸に吸光度，横軸に濃度をとり，グラフを書く．

②作成した検量線から検体の吸光度に相当する無機リン濃度を求める．

評価

①各自測定した結果について，基準値と比較する．

②各自の血清と溶血血清の無機リン濃度の違いを検討する．

③血清無機リン濃度の増減を血清カルシウム濃度の増減と合わせて病態についてまとめる．

〔追加資料〕 試薬の購入

試薬名（略号）	分子量 化学式	購入先	量	金額（円）	備考*
モリブデン酸アンモニウム	1235.86 $H_{24}Mo_7N_6O_{24}$	富士フイルム和光純薬	25 g	2,000	1.5 g/1 l final
ラウリル硫酸ナトリウム (SDS)**	288.38 $CH_3(CH_2)_{11}OSO_3Na$	〃	500 g	8,800	32 g/1 l final
亜硫酸水素ナトリウム	104.06 $NaHSO_3$	〃	500 g	1,100	15 g/1 l final
無水亜硫酸ナトリウム	126.04 $NaSO_3$	〃	500 g	780	0.5 g/1 l final
1-アミノ-2-ナフトール-4-スルホン酸	239.25 $C_{10}H_9NO_4S$	〃	25 g	2,300	250 mg/1 l final
リン基準液	100 mg/dl KH_2PO_4溶液	〃	50 ml	3,700	40 ml 使用

*「備考」欄には1回の実習40人分に必要な試薬量をあげた
**SDSは，発泡させないため加熱により溶解する

文献：

1）Fiske, C. H. & Subbarow, Y.：*J Biol Chem*, 66：375, 1925.

2）小椋陽介：*Medicina*, 20：732, 1983.

（小山岩雄）

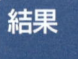

Ⅳ
糖質

1 グルコース (glucose ; Glu)

目的

グルコースは生体内においてエネルギー源として利用される．血中のグルコースは腎糸球体によって濾過され，尿細管でほとんどが再吸収されるが，排泄閾値（160～180 mg/dl）を超えると尿中に移行する．血中グルコース濃度の調整には，自律神経と各種ホルモンが関与している．
本実習では，採血・検体分離・測定の一連の操作を実施し，血糖値を求めることを目的とする．また，アドバンスコースの実習では糖質負荷を行い，経時的な血糖値の変動について考察する．

実習前の基礎知識

①臨床的意義について述べることができる．
②生体内での役割について述べることができる．
③本実習以外の測定法について述べることができる．
④血糖の調整機構について述べることができる．
⑤糖尿病マーカーと診断基準について述べることができる．

実習目標

①測定法による反応原理から試薬を調製することができる．
②検量線を作成することができる．
③自己検体を用いて正確な操作に基づいて分析することができる．
④吸光度より血中グルコース濃度を算出することができる．

実習内容　※はグループ単位で行う

①採血→検体分離→検量線作成→検体測定→結果の評価．
②採血：前日に採血し全血放置したもの，および当日実習前に採血したもの．
③検体分離を行う．
④検量線を作成する．※
⑤反応原理に基づいて操作する．
⑥血中グルコース濃度を算出する．
⑦評価・検討を行う．※

IV 糖質

測定法(1) グルコースオキシダーゼ（GOD）法（ペルオキシダーゼ共役法）

基準値 静脈血漿　空腹時：60～100 mg/dl
　　　　　　　　　随　時：60～140 mg/dl

測定原理
溶液中のグルコースは α-D-グルコース 36.5%，β-D-グルコース 63.5%で平衡を保っている．グルコースオキシダーゼ（GOD）は β-D-グルコースにのみ特異的に作用するため，GODにより β 型が消費されて α-D-グルコースの β 型転移が起こる．ここで，ムタロターゼを併用すると α 型を β 型に転移させるため，反応を短縮することができる．

結果として，グルコースはGODの作用を受けて酸化され，同時に過酸化水素（H_2O_2）を生じる．さらに，生じた過酸化水素は共存するペルオキシダーゼ（POD）の作用により，試薬中フェノールと4-アミノアンチピリン（4-AA）とを定量的に酸化縮合させ，赤色キノン色素を生成させる．この赤色の吸光度を測定することにより，血中グルコース濃度を求める．

反応式

α-D-グルコース $\xrightarrow{\text{ムタロターゼ}}$ β-D-グルコース $+ O_2 + H_2O \xrightarrow{\text{GOD}} H_2O_2 +$ グルコン酸

$2H_2O_2 +$ 4-アミノアンチピリン $+$ フェノール $\xrightarrow{\text{POD}}$ 赤色キノン色素 $+ 4H_2O$

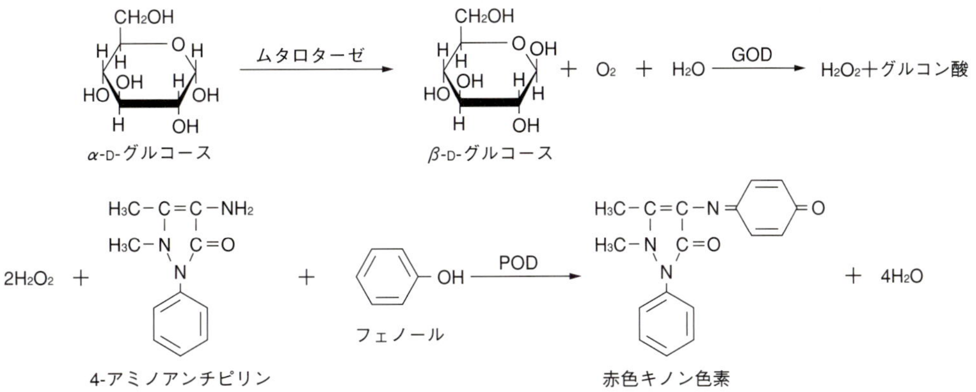

器具
・小試験管　適当数
・マイクロピペット（20 μl 用）　適当数
・中間メスピペット　適当数
・恒温槽　1台（各グループ単位）
・分光光度計　1台（各グループ単位）

試薬

キットを使用（和光純薬工業：グルコースＣ II-テストワコー，100 回用× 2）

クラス単位

①緩衝液（60 mmol/l リン酸緩衝液　pH7.1，フェノール 5.3 mmol/l）

②発色剤　150 ml　2 ビン

溶解時：ムタロターゼ 0.13 単位/ml，グルコースオキシダーゼ 9.0 単位/ml，ペルオキシダーゼ 0.65 単位/ml，4-アミノアンチピリン 0.50 mmol/l，アスコルビン酸オキシダーゼ 2.7/ml

発色剤 2 ビンを緩衝液 2 ビンで溶解し，発色試薬とする．調製後 2〜10℃保存で 1 カ月使用可能．

③グルコース標準液 I（200 mg/dl グルコース）

④グルコース標準液 II（500 mg/dl グルコース）

検体

・血清（学生）：前日採血し全血放置した検体，および実習当日直前に採血した検体．

操作方法

個人およびグループ単位

＜検量線作成＞

①**表IV-1** に従って規準液を蒸留水またはイオン交換水で希釈する（No. 1〜5 または 6）．

②これを試料として用い，②操作法の標準（Std）の項に従って操作する．

表IV-1

Std No.	1	2	3	4	5	6
標準液 I（ml）	0.5	1.0	原液	—	—	—
標準液 II（ml）	—	—	—	1.5	2.0	原液
蒸留水またはイオン交換水（ml）	1.5	1.0	—	1.0	0.5	—
濃度（mg/dl）	50	100	200	300	400	500
試薬採取量（mg/dl）	0.02	0.02	0.02	0.02	0.02	0.02

※各濃度 No.1〜5 または 6 について二重測定を行う

＜操作法＞

採血により分離した検体およびそれぞれの標準（Std）No. 1〜 5 または 6 を下記の操作（**表IV-2**）に従って測定する．

検体は各自二重測定，検量線はグループ単位で二重測定を行う．

263-00985

表IV-2

No.		試薬盲検 (B)	検量線 (Std)	検体 (Smp)	操作法のポイント
1	水（ml）	0.02	—	—	
2	試料（ml）	—	0.02	0.02	表IV-1 より No. 1〜5（6）の各濃度をそれぞれ採取
3	発色試薬（ml） ムタロターゼ GOD POD 4-AA フェノール アスコルビン酸オキシダーゼ(AOD)	3.0	3.0	3.0	α-D-グルコースを β-D-グルコースに変換 β-D-グルコースを酸化し，H_2O_2を生成 H_2O_2を酸化縮合，赤色キノンを生成 還元物質（VC）の除去
4	インキュベーション	よく混和し，37℃，5 分間加温			反応は約 4 分で終了 長時間加温により退色 ※室温(15℃以上)，15 分間の反応でも測定可
5	吸光度測定	505 nm で測定			試薬盲検(B)を対象
		—	E_{Std}1〜5	E_S	

結果

①グルコース標準液から検量線を作成し，グラフにする.

②①を用いて検体の吸光度をあてはめてグルコース濃度を求める.

③計算式から求める.

$$\text{グルコース濃度 (mg/dl)} = \frac{E_S}{E_{Std}} \times 200^*$$

〔*グルコース標準液 I （200 mg/dl）を用いた場合〕

評価

①グループ単位で作成した検量線の評価を行う.

②各自求めたグルコース濃度の信頼性を評価する.

③前日採血し全血放置した検体と，実習当日直前に採血した検体を比較検討する.

④反応原理，測定法について考察する.

文献：
1）浦山修ほか：臨床検査講座/臨床化学検査学（第 2 版）．医歯薬出版，2006，329.
2）Miwa, I. et al.：*Clin Chim Acta*, 37：538〜540, 1972.
3）奥田潤，三輪一智：蛋白質核酸酵素，17：216〜224，1922.

測定法 (2) ヘキソキナーゼ・グルコース-6-リン酸デヒドロゲナーゼ（HK・G-6-PD）法〔勧告法〕

基準値

静脈血漿　空腹時：60～100 mg/dl

随　時：60～140 mg/dl

測定原理

グルコースをヘキソキナーゼ（HK）・グルコース-6-リン酸デヒドロゲナーゼ（G-6-PD）共役系によって変換し，補酵素NADPHの吸光度の増加を340 nmで比色定量する．ヘキソキナーゼはα，β型のいずれのD-グルコースにも作用し，グルコース-6-リン酸（G-6-P）を生成させる．グルコース-6-リン酸はグルコース-6-リン酸デヒドロゲナーゼ（G-6-PD）により，6-ホスホグルコン酸となり，このとき補酵素$NADP^{+}$がNADPHとなる．よって，NADPHの吸光度の増加を340 nmで比色定量する．

反応式

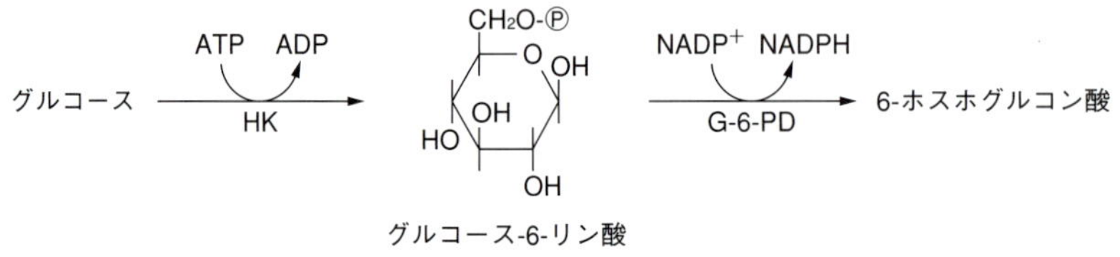

器具

- マイクロピペット（20 μl用）　適当数
- メスフラスコ　適当数
- 中間メスピペット　適当数
- 小試験管　適当数
- 恒温槽　1台（グループ単位）
- 分光光度計　1台（グループ単位）

試薬

クラス単位で調製

①酵素発色液

トリエタノールアミン塩酸塩（0.3 mol/l，pH7.5）

酢酸マグネシウム（6.0 mmol/l）

NaOH（1N）

ATP二ナトリウム（1.2 mmol/l）

NADP二ナトリウム（1.2 mmol/l）

HK（1,000 unit/l）

G-6-PD（1,000 unit/l）

トリエタノールアミン塩酸塩55.7 gと酢酸マグネシウム1.3 gを約

263-00985

500 ml の精製水に溶かし，1N NaOH で pH7.5 に調整したあと，さらに ATP 二ナトリウム 0.73 g と NADP 二ナトリウム 1.03 g と HK（1,000 unit/l）と G-6-PD（1,000 unit）を溶かし，精製水を加えて 1,000 ml にする.

②グルコース標準液（200 mg/dl グルコース）

グルコース 0.1 g を精製水 50 ml に溶かす.

③グルコース標準液（500 mg/dl グルコース）

グルコース 0.25 g を精製水 50 ml に溶かす.

検体

・血清（学生）

操作方法

個人およびグループ単位

＜検量線作成＞

①**表Ⅳ-3** に従って規準液を蒸留水またはイオン交換水で希釈する（No. 1〜5 または 6）.

②これを試料として用い，「操作法」の標準（Std）に従って操作する.

表Ⅳ-3

Std No.	1	2	3	4	5	6
標準液Ⅰ（ml）	0.5	1.0	原液	—	—	—
標準液Ⅱ（ml）	—	—	—	1.5	2.0	原液
蒸留水またはイオン交換水（ml）	1.5	1.0	—	1.0	0.5	—
濃度（mg/dl）	50	100	200	300	400	500
試薬採取量（mg/dl）						

※各濃度 No.1〜5 または 6 について二重測定を行う

＜操作法＞

採血により分離した検体およびそれぞれの標準（Std）No. 1〜 5 または 6 を**表Ⅳ-4** に従って測定する.

検体は各自二重測定，検量線はグループ単位で二重測定を行う.

表Ⅳ-4

No.		試薬盲検 (B)	検量線 (Std)	検体 (Smp)	操作法のポイント
1	水（ml）	0.02	—	—	省略しても影響なし
2	試料（ml）	—	0.02	0.02	表Ⅳ-3 より No. 1～5（6）の各濃度をそれぞれ採取
3	発色試薬（ml） トリエタノールアミン塩酸塩 酢酸マグネシウム ATP NADP HK G-6-PD	3.0	3.0	3.0	 緩衝液 HK を活性化させる HK の補酵素 G-6-PD の補酵素 グルコースにリン酸を転移させる NADPH を生成させる
4	インキュベーション	よく混和し，37℃，5 分間，加温			反応は約 4 分で終了 長時間加温により退色 ※室温（15℃以上），15 分間の反応でも測定可
5	吸光度測定	340 nm で測定			試薬盲検（B）を対象
		—	E_{Std}1～5	E_S	

結果

①グルコース標準液から検量線を作成し，グラフにする．

②①を用いて検体の吸光度をあてはめてグルコース濃度を求める．

③計算式から求める．

$$\text{グルコース濃度 (mg/dl)} = \frac{E_S}{E_{Std}} \times 200^*$$

〔*グルコース標準液 I（200 mg/dl）を用いた場合〕

④NADPH の 340 nm におけるモル吸光係数（$\varepsilon = 6.3 \times 10^3$ l/mol/cm）とグルコースの分子量 180 を利用して次式で求めてもよい．

$$\text{グルコース濃度 (mg/dl)} = E_S \times \frac{1/\varepsilon \times (3.0 + 0.02)}{0.02} \times 10^3 \times 180$$

評価

①グループ単位で作成した検量線の評価を行う．

②各自求めたグルコース濃度の信頼性を評価する．

③反応原理，測定法について考察する．

文献：
1）浦山修ほか：臨床検査講座/臨床化学検査学（第 2 版）．医歯薬出版，2006，330.
2）金井正光編：臨床検査法提要（改訂第 32 版）．金原出版，2005，515～516.

（檜山由香里・大西英文）

<アドバンスコース> 経口ブドウ糖（グルコース）負荷試験（oral glucose tolerance test；OGTT）

目的

人工的な高血糖状態に対する，膵臓ランゲルハンス島β細胞のインスリン分泌による血糖値の低下を確認し，耐糖機能を知る．
本実習では，グルコース 75 g を経口投与し，経時的に採血を行うことにより血糖値を測定し，動的機能検査における糖負荷試験を実施する．

実習前の基礎知識

①臨床的意義について述べることができる．
②生体内での役割について述べることができる．
③その他の動的機能検査法について述べることができる．

実習目標

① OGTT の実施方法に基づき操作することができる．
②前述の血糖測定を用いて血中グルコース濃度を測定することができる．
③ 75 g OGTT の血糖曲線を作成することができる．
④血中グルコース濃度から結果を評価することができる．

実習内容

①被検者は前日夜 9 時以降，絶食とする．
②空腹のまま静脈採血を実施し，血中グルコース濃度を求める．
③ 75 g グルコース溶液（無水グルコース 75 g を水に溶かすか，トレーラン G を用いる）を経口負荷する．
④負荷後，30 分・60 分・90 分・120 分に採血し，血中グルコース濃度を測定する．
⑤結果をグラフにし，血糖値の上昇および低下を確認する．

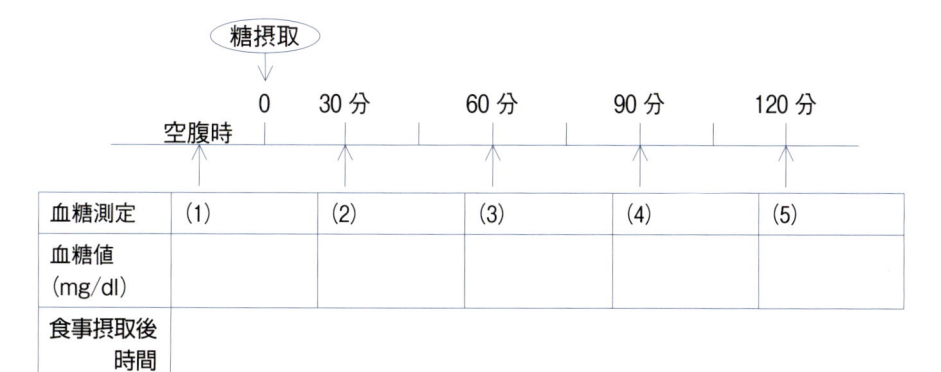

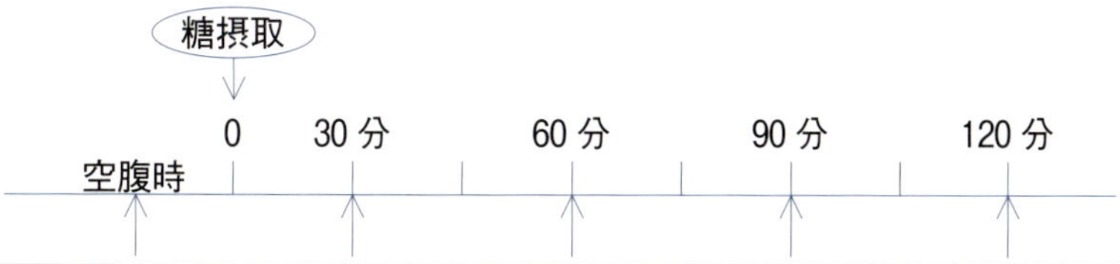

血糖測定	(1)	(2)	(3)	(4)	(5)
血糖値 (mg/dl)					
食事摂取後時間					

263-00985

測定法

①または②による

①グルコースオキシダーゼ（GOD）法（ペルオキシダーゼ共役法）

②ヘキソキナーゼ・グルコース-6-リン酸デヒドロゲナーゼ（HK・G-6-P）法〔勧告法〕

基準値

75gOGTT の判定基準と区分

静脈血漿	空腹時	負荷後 2 時間値	区分
グルコース濃度	126 mg/dl 以上 — 110 mg/dl 未満	200 mg/dl 以上 — 140 mg/dl 未満	糖尿病型 境界型 正常型

測定原理 **器具** **試薬** **操作方法**

前述の方法による.

検体

75 g OGTT 実施学生の血清

結果

①グルコース標準液から検量線を作成しグラフにする.

②①を用いて検体の吸光度をあてはめてグルコース濃度を求める.

③ 75 g OGTT の時間経過に添って血糖曲線を作成する.

評価

①グループ単位で作成した検量線の評価を行う.

②各自求めたグルコース濃度の信頼性を評価する.

③血糖曲線より血糖値の上昇および低下について考察する.

263-00985

〔追加資料〕 試薬の購入

試薬名(略号)	分子量 化学式	購入先	量	金額 (円)	40 人分の 使用量
グルコースCⅡ —テストワコーキット	—	富士フイルム和光純薬	100 回用	3,820	2 個
グルコース 特級	180 $C_6H_{12}O_6$	富士フイルム和光純薬	500 g	1,395	—
トリエタノールアミン塩酸塩	185.7 $(CH_2CH_2OH)3N·HC1$	Merck	100 g	5,000	27.85 g
酢酸マグネシウム(4 水和物) 特級	214.5 $(CH_3COO)_2Mg \cdot 4H_2O$	関東化学	25 g	800	0.65 g
水酸化ナトリウム	40.0 NaOH	富士フイルム和光純薬	500 g	690	1N NaOH 適当量
ATP ニナトリウム	605.2 $ATPNa_2 \cdot 3H_2O$	関東化学	1 g	2,000	0.365 g
NADP ニナトリウム	787.4 $NADPNa_2$	Merck	1 g	66,000	0.515 g
ヘキソキナーゼ	1,000 unit HK	Merck	1 pack	8,500	1,000 unit/1
グルコース-6-リン酸デヒドロゲナーゼ	1,000 unit G-6-PD	Merck	1 pack	24,000	1,000 unit/1
トレーラン G75	—	味の素ファルマ	20 ビン	4,160 (225 ml/1 ビン)	1 セット

文献：
1) 浦山修ほか編著：臨床検査講座/臨床化学検査学（第 2 版）．医歯薬出版，2006，324～325，384.

（大西英文）

263-00985

V

タンパク質

1 総タンパク (total protein ; TP)

目的

総タンパクは，血清または血漿中のタンパク質の総量を示す．血清または血漿タンパク質の量の変化は，生体のタンパク質摂取，組織での合成，血漿タンパク漏出，体液量などに影響を受け，各種タンパクの合成と異化の動的平衡の異常を反映する．血清または血漿タンパクは各種疾患時に変動し，その測定は疾患の診断および治療上重要視され，必須のスクリーニング検査項目である．

本実習では，ビウレット法により血清（血漿）タンパクを測定し，原理・操作の面から本法が臨床検査に適し，実用基準法として国際的にも認められている理由を考察する．

実習前の基礎知識

①臨床的意義について述べることができる．
②生体内での役割について述べることができる．
③ビウレット反応の原理について述べることができる．
④ビウレット法以外の測定法について原理別に整理し，特徴を比較できる．
⑤血清（血漿）に含まれる主なタンパクの種類を列記することができる．
⑥測定値に正または負の影響を与える要因を説明することができる．
⑦採血体位による測定値の違いを説明できる．

実習目標

①試薬調製に必要な試薬量が求められ，実際に試薬を調製することができる．
②標準液の希釈系列の組成計算ができ，実際に希釈系列を作成できる．
③ピペット操作に習熟し，試薬や検体の採取が正確に行える．＜技術の習得＞
④プール血清または自己検体を用いて検体の測定値を求めることができる．
　＜方法の理解＞
⑤希釈系列を用いて検量線を作成し，検体の総タンパク濃度を求めることができる．（ワンポイント濃度の標準液の場合は，計算により総タンパク濃度を求める．）＜検量線・計算式の理解＞

263-00985

実習内容 グループ単位（検体準備から操作まで）

①検体準備（前日または当日）→試薬調製→操作→結果→評価
②検量線または計算式から検体の値を求める（個人）.
③結果についてグループで検討後，個人で評価を行う.

測定法 ビウレット（Biuret）法

基準値 6.6〜8.1 g/dl（立位または座位）

測定原理

タンパク中に多数存在するペプチド結合（−CO・NH−）は，銅イオンとキレート結合してビウレット反応を示す．タンパクの場合，ペプチド結合のN 4 個がアルカリ中で Cu^{2+} と紫紅色のキレート化合物（錯塩）を形成する反応が，ビウレット（尿素の加熱融解縮合生成物：NH_2-CO-NH-CO-NH_2）と銅塩がアルカリ中で錯塩を形成して同様の発色をする反応と類似するのでこの名がつけられている．この発色はペプチド結合の数に比例するので，545 nm を比色定量することにより，タンパク濃度を定量できる．この反応は，トリペプチド以上のポリペプチドに反応し，遊離アミノ酸およびジペプチドでは反応しない．

反応式

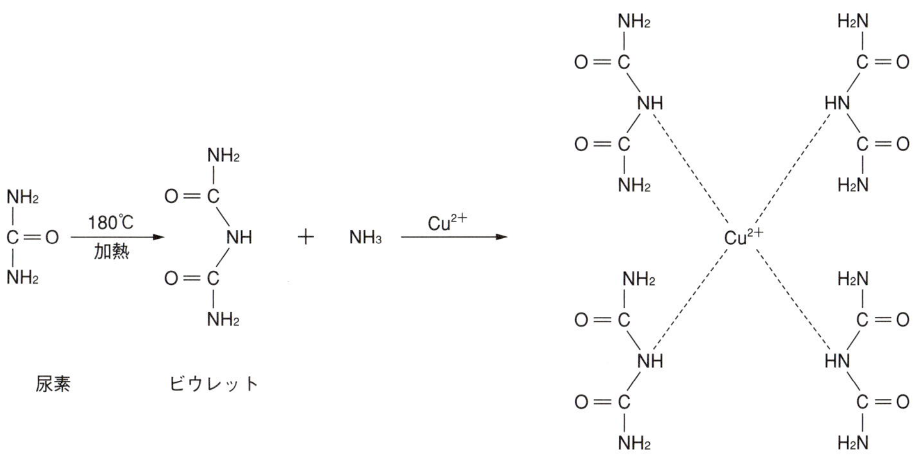

ビウレットと銅イオンのキレート化合物

263-00985

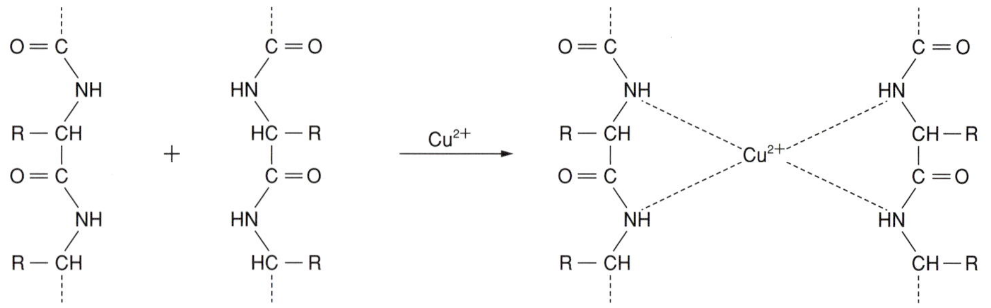

器具

- マイクロピペット（20 μl 可変式） 10本
- 中間目盛メスピペット（5 ml） 20本
- 三角フラスコ（1,000 ml） 1個
- メスシリンダー（1,000 ml） 1個
- メスフラスコ（100 ml） 1個
- 電子分析天秤 1台
- 恒温槽 1（4〜5人のグループ班に1台）
- 分光光度計 1（4〜5人のグループ班に1台）

試薬

クラス単位で作製

①ビウレット試薬 1,000 ml 作製〔100 ml/班×10班作製〕

（6.0 mM 硫酸銅，21.3 mM 酒石酸カリウムナトリウム，0.75 M 水酸化ナトリウム，6.0 mM ヨウ化カリウム）

硫酸銅 1.5 g をおよそ 500 ml の精製水に完全に溶かし，次いで酒石酸カリウムナトリウム 6.0 g を加え，水酸化ナトリウム 30 g を混和しながら少しずつ添加し，さらにヨウ化カリウム 1.0 g を加えて溶かし，精製水で 1,000 ml にする．褐色ビンに保存する．室温で3カ月以上安定である．

②アルブミン標準原液（7 g/dl） 10 ml 作製

ウシまたはヒト血清アルブミン 0.7 g を秤量してメスフラスコにとり，5 mg のアジ化ナトリウムを加え，精製水に溶かして 10 ml にする．冷蔵保存する．

＊硫酸銅は溶解しにくいので，完全に溶けてから，水酸化ナトリウムを加える．硫酸銅が完全に溶けないうちに水酸化ナトリウムを加えると，固形の硫酸銅の表面に $Cu(OH)_2$ の被膜ができて溶けにくくなる．酒石酸カリウムナトリウムの結晶は溶けずに残っていても，水酸化ナトリウムを加えれば溶ける．

＊ビウレット試薬の組成に，デオキシコール酸ナトリウムを 0.5 % になるように加えると，乳び血清の濁りの影響を除去することができる．

試薬組成と濃度

	組成	濃度
ビウレット試薬	硫酸銅	6.0 mM
	酒石酸カリウムナトリウム	21.3 mM
	水酸化ナトリウム	0.75 M
	ヨウ化カリウム	6.0 mM
アルブミン標準原液	ウシ（ヒト）血清アルブミン	7 g/dl
	アジ化ナトリウム	50 mg/dl

263-00985

検体

血清（市販管理血清：ネスコールNまたはネスコールAなど，学生希望者）

操作方法

グループ単位で行う

①検量線作成（検量線の作成は行わず，7 g/dl ワンポイントを標準にする実習も可能である.）

アルブミン 7 g/dl 標準原液から，精製水で希釈して 1，2，3，4，5，6 g/dl の標準液を作製する.

②試薬盲検，標準液，検体を試料として用い，下記操作法に従って測定を行う.

No.			試薬盲検 (B)	標準 (Std)	検体 (Smp)	操作のポイント
1	試料	水（ml）	0.02			
		標準液（ml）		0.02		
		血清（ml）			0.02	
2	ビウレット試薬(ml)		4.0	4.0	4.0	紫紅色のペプチド—銅キレートが形成される．ビウレット試薬中の酒石酸カリウムナトリウムは，アルカリ中での $Cu(OH)_2$ 沈殿生成を抑え，またKIはCuの自己還元を防ぎ，$Cu(OH)_2$ の生成を阻害する
3	インキュベーション		よく混和し，室温（25℃）で 30 分放置			激しく打ちつけるように混和した場合が最もばらつきが少ない．呈色は 30 分以後ほぼ一定となり，3 時間でも安定である
4	吸光度測定		精製水を対照として 545 nm で吸光度測定			
			E_B	E_{Std}	E_{smp}	

結果

①検量線から総タンパク濃度を求める.

②計算式から総タンパク濃度を求める.

$$\text{総タンパク濃度（g/dl）} = \frac{\text{検体の吸光度}（E_{smp} - E_B）}{\text{標準液の吸光度}（E_{Std} - E_B）} \times 7.0$$

評価

①各自測定した値について，管理血清は表示値と，各自血清は基準値と比較し，考察検討する.

②総タンパク濃度に正または負の影響を与える要因（溶血，黄疸，薬剤など）を考える.

③学生採血の検体を用いた場合には，採血の体位による違いも考察する.

〔追加資料〕 試薬の購入

試薬名	分子量 化学式	購入先	量	金額 (円)	備考
硫酸銅（特級）	249.7 $CuSO_4 \cdot 5H_2O$	富士フイルム和光純薬	500 g	2,100	1.5 g/l
酒石酸カリウムナトリウム（特級）	282.2 $KNaC_4H_4O_6 \cdot 4H_2O$	富士フイルム和光純薬	500 g	2,900	6.0 g/l
水酸化ナトリウム（特級）	40.0 NaOH	富士フイルム和光純薬	500 g	1,200	30 g/l
ヨウ化カリウム（特級）	166.0 KI	富士フイルム和光純薬	500 g	6,200	1.0 g/l
ヒト血清由来結晶アルブミン（生化学用）		富士フイルム和光純薬	1 g	4,000	0.7 g/10 ml
ウシ血清由来アルブミン（生化学用）		富士フイルム和光純薬	1 g	4,200	0.7 g/10 ml
アジ化ナトリウム（特級）	65.01 NaN_3	富士フイルム和光純薬	25 g	1,700	5 mg/10 ml

文献：

1）Gornall, A. G. et al.：*J Biol Chem*, 177：751, 1949.
2）水野映二ほか：臨床病理，19：427，1971.
3）蕪原佐千子，金森きよ子：*Medical Technology*，12：1119，1984.

（富永麻理）

263-00985

2 アルブミン (albumin；Alb)

目的

アルブミンは585個のアミノ酸からなる分子量66,248の単一タンパクであり，血清タンパクの60％程度を占める．アルブミンは生体にとっての大切な栄養源であり，また，膠質浸透圧の維持や血清中に含まれる各種物質（ビリルビン，カルシウム，遊離脂肪酸など）の運搬などの重要な役割を担っている．臨床的にはアルブミンの減少が重要となる．アルブミンの合成は肝臓で行われていることから，肝硬変や肝癌などの肝の実質障害を伴う疾患で低値となる．また，アルブミンは血清タンパクのなかでは比較的低分子であることから，ネフローゼ症候群などのように尿中への漏出が増加する腎疾患においても低値となる．

実習前の基礎知識

①臨床的意義ついて述べることができる．
②生体内での役割について述べることができる．
③色素結合法の原理について述べることができる．
④本実習以外の測定法について述べることができる．
⑤BCG（ブロムクレゾールグリーン）法とBCP（ブロムクレゾールパープル）法の相違について述べることができる．
⑥A（アルブミン）とG（グロブリン）の比率であるA/G比について述べることができる．
⑦血清量および試薬量の比率とランベルト・ベールの法則との関係について述べることができる．

実習目標

①操作法が異なる方法において，それぞれの検量線を作成することができる．
②プール血清を用いてアルブミン濃度を測定することができる．
③ビウレット法で測定した総タンパクと今回測定したアルブミンの値からA/G比を算出することができる．
④目的成分の基準範囲や臨床的検出範囲（異常値），および吸光度の相対誤差から，個々の目的成分に適した検量線を設定することができる．

263-00985

実習内容　個人およびグループ単位

①実習形式

a．アルブミン測定の実習は個人単位で行う．

b．異なる操作法における検量線の比較に関する実習はグループ単位（4人以上）で行う．

②実施スケジュール

a．それぞれのグループ（4人以上）で，4つの操作法のなかで誰がどの操作法を実施するのかを役割分担する．1人1つの操作法を実施し，1グループではすべての操作法を実施することになる．

b．それぞれのグループで，標準液の希釈系列を作成する．

c．自分が担当する操作法に従い，プール血清のアルブミンを測定する．

③検量線の作成および計算方法

自分が実施した操作法の検量線を作成し，その検量線から血清アルブミン濃度を算出する．

なお，参考までに本実習における検量線作成の理論的背景を以下に示す．

ランベルト・ベールの法則である $A=\varepsilon \cdot c \cdot l$ の式を以下のように変換して，検量線作成の参考とする．血清中の目的成分濃度を x (mol/l)，血清量を v (ml)，最終液量を V (ml) とすると，上記の式で，$c=(v/V)\cdot x$ と表されるため，ランベルト・ベールの法則は，$A=\varepsilon \cdot (v/V)\cdot x \cdot l$ と変換される．つまり，この式は，吸光度が血清量に比例し，最終液量に反比例することを示す．

④結果の検討

a．得られた血清アルブミン値を各グループで基準範囲と比較し検討する．

b．操作法の相違と血清アルブミン値との関係について各グループで比較検討する．

c．血清量および試薬量の比率と吸光度との関係を各グループで考察する．

d．上記のc．とランベルト・ベールの法則との関係についてクラス全体で考察する．

測定法　ブロムクレゾールグリーン（bromcresol green；BCG）法

基準範囲　血清アルブミン　3.8～5.3 g/dl

A/G 比　1.3～2.0（ビウレット法で総タンパク測定，BCG 法でアルブミン測定）

263-00985

測定原理

アルブミンを含む溶液中では，溶液のpH変化がなくても指示薬(BCG)の色調が変化する（タンパク誤差）．これは色素がアルブミンと結合することによる吸収スペクトルの変化であり，BCGは他の色素に比べその吸光度変化が大きい．そこでアルブミンと結合した色素を630 nmで測定することで血清アルブミン濃度を求める．

反応式

BCG ＋ アルブミン（極大吸収波長440 nm） ──→ BCG－アルブミン複合体（極大吸収波長630 nm）

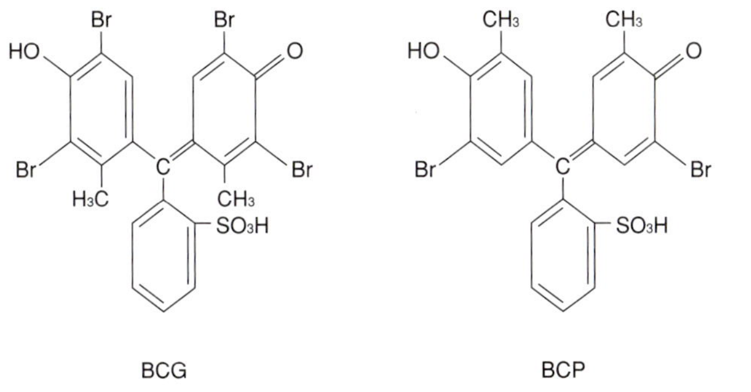

器具

・マイクロピペット（2〜20 μl用） 適当数（各グループ単位）
・中間メスピペット（10 ml） 適当数（各グループ単位）
・ホールピペット（5 ml） 適当数（各グループ単位）
・分光光度計 1台（各グループ班）

試薬

クラス単位で調製

①クエン酸-クエン酸ナトリウム緩衝液（0.2 mol/l，pH4.2）

Aのクエン酸ナトリウム溶液500 mlをBのクエン酸溶液600 mlに混合しつつ，pHを4.2に調整する．

A．クエン酸ナトリウム溶液（0.2 mol/l） 1,000 ml作製

クエン酸ナトリウム58.8 gを純水に溶解して1,000 mlとする．

B．クエン酸溶液（0.2 mol/l） 1,000 ml作製

クエン酸42 gを精製水に溶解して1,000 mlとする．

②BCG原液 100 ml作製

ブロムクレゾールグリーン0.7 gを0.1 mol/l水酸化ナトリウム溶液10〜20 mlに溶かし，精製水で100 mlとする．一昼夜保存後，濾過して褐色ビンに保存する．

③Brij35水溶液（10%）100 ml作製

Brij35を10 g秤量し，精製水を加えて，60℃前後の温水で加温溶解し，冷却後100 mlとする．

④発色試薬 2,000 ml作製

試薬①を1,000 ml，試薬②を30 ml，試薬③を24 mlとり，精製水で

2,000 ml とする．褐色ビンに保存する．冷蔵保存で 1 カ月以上安定である．

⑤アルブミン標準液（5.0 g/dl） 10 ml 作製

ヒト結晶アルブミン 500 mg を秤量し，生理食塩液で溶解して 10 ml とする．冷蔵保存する．また, 市販のヒト結晶アルブミンは数% の水を含有しているため, 水分量を補正する必要がある．そのため, 市販のヒトアルブミン標準液や標準血清を使用してもよい．また, 調製したこの標準液を生理食塩液で正確に 2 倍に希釈する．アルブミン標準液は 5.0 g/dl（①）と 2.5 g/dl（②）の 2 濃度となる．

検体

プール血清または学生の血清を使用

方法

個人単位で行う．

操作

①操作 1（原法）

No.			試薬盲検 (B)	検量線 (Std)	検体 (smp)	操作法のポイント
1	試料	精製水（ml）	0.02			
		標準液（ml）		0.02		①②の各濃度をそれぞれ採取する
		血清（ml）			0.02	
2	発色試薬（ml）		6.0	6.0	6.0	アルブミンと BCG の複合体を形成させる
3	インキュベーション		よく混和後，室温で 15 分間放置する			
4	吸光度測定		試薬盲検（B）を対照に 630 nm で吸光度を測定する			

263-00985

②操作 2

No.			試薬盲検（B）	検量線（Std）	検体（smp）	操作法のポイント
1	試料	精製水（ml）	0.03			
		標準液（ml）		0.03		①②の各濃度をそれぞれ採取する
		血清（ml）			0.03	原法の 1.5 倍量採取する
2	発色試薬（ml）		6.0	6.0	6.0	アルブミンと BCG の複合体を形成させる
3	インキュベーション		よく混和後，室温で 15 分間放置する			
4	吸光度測定		試薬盲検（B）を対照に 630 nm で吸光度を測定する			

③操作 3

No.			試薬盲検（B）	検量線（Std）	検体（smp）	操作法のポイント
1	試料	精製水（ml）	0.02			
		標準液（ml）		0.02		①②の各濃度をそれぞれ採取する
		血清（ml）			0.02	
2	発色試薬（ml）		9.0	9.0	9.0	アルブミンと BCG の複合体を形成させる 原法の 1.5 倍量加える
3	インキュベーション		よく混和後，室温で 15 分間放置する			
4	吸光度測定		試薬盲検（B）を対照に 630 nm で吸光度を測定する			

④操作 4

No.			試薬盲検（B）	検量線（Std）	検体（smp）	操作法のポイント
1	試料	精製水（ml）	0.02			
		標準液（ml）		0.02		①②の各濃度をそれぞれ採取する
		血清（ml）			0.02	
2	発色試薬（ml）		4.0	4.0	4.0	アルブミンと BCG の複合体を形成させる 原法の 2/3 倍量加える
3	インキュベーション		よく混和後，室温で 15 分間放置する			
4	吸光度測定		試薬盲検（B）を対照に 630 nm で吸光度を測定する			

結果

①まず，各自が実施した方法で，グラフ用紙の横軸にアルブミン濃度を，縦軸に吸光度をとり，検量線を作成する．作成した検量線から血清アルブミン濃度を求める．

②同一のグラフ用紙に，他の 3 つの方法を用いた吸光度の結果を入手

263-00985

して，同様に検量線を作成し，それぞれの方法による血清アルブミン濃度を求める．

③総タンパクの値（教員が提示，または，ビウレット法の実習と同一血清を使用し，その結果を用いる）とアルブミンの値から A/G 比を求める．

評価

①以下の表を完成させ，血清量および試薬量と吸光度との関係，操作法の相違と血清アルブミン値との関係，および操作法の相違とランベルト・ベールの法則との関係，などについて考察する．

操作	血清量 (*v*)	最終液量 (*V*)	*v*/*V*	Std①の *A*	Std②の *A*	アルブミンの値
操作 1（原法）	0.02 ml	6.0 ml	1.00			
操作 2	0.03 ml	6.0 ml	1.50			
操作 3	0.02 ml	9.0 ml	0.67			
操作 4	0.02 ml	4.0 ml	1.50			

v/*V* は，原法を 1.00 とした

〔追加資料〕　試薬の購入

試薬名(略称)	分子量 化学式	購入先	量	金額 (円)	備考
クエン酸	210.14 $C_6H_8O_7 \cdot H_2O$	富士フイルム和光純薬	500 g	1,600	42 g/l
クエン酸ナトリウム	294.1 $Na_3C_6H_5O_7 \cdot 2H_2O$	富士フイルム和光純薬	500 g	1,900	58.8 g/l
ブロムクレゾールグリーン (BCG)	698.02 $C_{21}H_{14}Br_4O_5S$	富士フイルム和光純薬	1 g	2,300	0.7 g/dl
Brij 35		富士フイルム和光純薬	100 g	2,300	10 g/dl
アルブミン(ヒト血清由来)	66.248	富士フイルム和光純薬	1 g	4,000	500 mg/10 ml
塩化ナトリウム	58.44 NaCl	富士フイルム和光純薬	500 g	750	8.5 g/l
タンパク標準血清		富士フイルム和光純薬	3 ml × 4	4,000	

＊「備考」欄には 1 回の実習 40 人分に必要な試薬量を示した

＊市販のアルブミンの結晶は数％の水分を含むため，標準液として使用する場合は水分量を補正する必要がある．そのため，その必要がないタンパク標準血清やアルブミン標準液を使用することも可能である

＊BCG 法による血清アルブミン測定試薬(用手法)は上記の和光純薬工業より市販されている
検査試薬名は，A/G B-テストワコー(274-24301)で，50 回用，7,000 円である

文献：

1）Doumas, B. T.：*Clin Chim Acta*, 31：87～96, 1971.
2）北村元仕，仁科甫啓編著：実践臨床化学増補版．医歯薬出版，1982，215～225.

（松下　誠）

263-00985

3 血清タンパク分画 (serum protein fractionation)

目的

血清タンパクはセルロースアセテート（セア）膜電気泳動によって通常，アルブミン，α_1-，α_2-，β-，γ-グロブリンと5分画に分画される．セア膜をデカリンで透明化し，デンシトメトリーを行うことによって，各タンパク分画のパーセントが算出できる．
本実習では，血清タンパクの電気泳動を行う．そして，泳動パターンから異常パターンを見出し，各タンパク分画パーセントより，量的な差異を知ることができる．

実習前の基礎知識

①臨床的意義について述べることができる．
②セア膜電気泳動法の測定原理を述べることができる．
③本実習以外の血清タンパク分画法について述べることができる．
④タンパク染色法の原理について述べることができる．
⑤各血清タンパク分画に含まれるタンパク名を述べることができる．
⑥血清タンパク分画の基準範囲を述べることができる．
⑦血清タンパク分画の異常パターンについて述べることができる．
⑧異常パターンが出現したとき，その原因を調べる分析方法を述べることができる．

実習目標

①セア膜電気泳動法の操作ができ，鮮明なタンパク分画像を得ることができる．
②デンシトメータの操作ができる．
③明確なデンシトメトリー像を得ることができる．

実習内容　グループ単位

①実施スケジュール
セア膜の緩衝化→血清塗布→電気泳動（0.6～0.8 mA/cm，40分）→タンパク染色（ポンソー3R，2分）→脱色（1～3%酢酸，5～10分）→乾燥（ドライヤー）→透明化→デンシトメトリー（508 nm）

②各血清タンパク分画パーセントの算出

デンシトメータを操作し，各タンパク分画パーセントを求める.

③結果の検討

得られたタンパク分画泳動像と分画のパーセントを比較し検討する.

測定法

セア膜電気泳動法によるタンパク分画法（serum protein fractionation using cellulose acetate membrane electrophoresis）

基準範囲

アルブミン　60.1～72.1%

α_1-グロブリン　1.4～3.8%

α_2-グロブリン　4.2～8.2%

β-グロブリン　7.3～11.3%

γ-グロブリン　11.0～20.5%

測定原理

電気浸透現象のないセア膜を支持体とし，バルビタール緩衝液（pH8.6，0.06～0.07 mol）を用いて泳動後，ポンソー 3R でタンパク染色を行う．乾燥したあと，セア膜をデカリンで透明化しデンシトメトリー（508 nm）を行い，各血清タンパク分画パーセントを算出する.

器具

・セア膜専用泳動箱（市販品　縦横 23 cm×高さ 4 cm）　4 人で 1 台

・定電流・定電圧装置：セア膜専用なら 200 mA，20 V 程度の容量，泳動箱 1 台につき 1 台

・緩衝液箱，染色箱，脱色箱，透明化用箱（縦×横×高さ＝10 cm×19 cm×2.5 cm 相当の大きさのプラスチック製）：緩衝液用，染色用，透明化用に各 1 箱，脱色箱は順次脱色するため 3 箱

・試料塗布用ピペット：針付き（0.8 μL×5 目盛り）用マイクロピペット（ULTLA MICRO PIPETTE：常光）　1 検体に 1 本

・ピンセット：緩衝化用，染色用，脱色用，透明化用各 4 本と泳動箱 1 台につき 4 本

・デンシトメータ

・ドライヤー

消耗品

・泳動ブリッジ用濾紙：カルシウムイオンを含まない濾紙（23 cm×10 cm の大きさに切る）　泳動箱あたり 2 枚

・セア膜（セレカ VSP）：セア膜を 4 等分する（1 枚分 6×5.4 cm）40 枚用意する.

・膜拭き取り用濾紙：定性用濾紙（8 cm×8 cm の大きさに切る）　緩衝化後用 4 枚/人，脱色後用 4 枚/人

・ラバーチューブ（直径 4 mm）：検体採取用にピペット 1 本あたり 1.5 cm ずつ切っておく.

263-00985

薬品

・バルビタール緩衝液* 600 mL（泳動用 400 mL，緩衝化用 200 mL）
・ポンソー 3R 染色液 100 mL
・酢酸（1 級） 90 mL
・ブロムフェノールブルー（BPB） 微量
・デカリン 100 mL
(* ベロナール緩衝液とよぶこともある)

試薬

グループ班で作製
・3%酢酸液：脱色箱に 100 mL ずつ．3 箱に入れるので 300 mL 必要.

検体

・血清：市販の管理血清を利用する．
「分画トロール常光」ノーマル，「分画トロール常光」アブノーマルの 2 種を利用.
前日に溶解し，冷蔵保存する．

操作

個人（検体塗布）およびグループ単位で行う

①**泳動箱**（4 人で 1 つの泳動箱を使用）
・陽極，陰極の各電極槽に緩衝液を画線まで，約 200 mL ずつ入れる．
・ブリッジ用濾紙を緩衝液でぬらしてから，おのおの支持板上に気泡が入らないように貼りつける．

②**セア膜**（セレカ VSP）
・セア膜上に**図 V-1** のごとく鉛筆で塗布位置を記す．
・セア膜を緩衝液に漬けて緩衝化する．このときセア膜に白斑が生じないように，セア膜を緩衝液上に静かに浮かせる．
・セア膜の片面から液が均一にしみ込むようにしてから，膜を緩衝液中に沈めて緩衝化する．5 分たったら必ず取り出す．
・緩衝化したセア膜を取り出し，膜上の余分な緩衝液を 4～5 枚の濾紙の間にはさんで，上から軽く押えて取り除く．

図V-1 血清の塗布位置
(9 mm あたりの血清 0.8 μL 塗布)

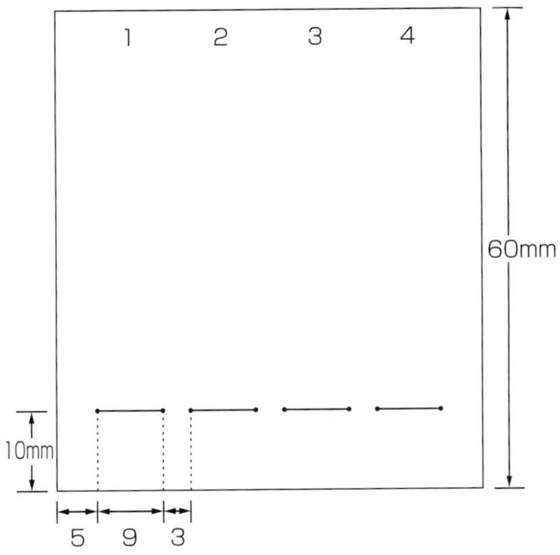

263-00985

・セア膜の（+），（−）を間違えないようにして，セア膜を泳動箱の両電極槽の支持板上に正しく5 mmずつ重なるようにしてのせる．

・1つの泳動箱に4枚並べ，セア膜をまっすぐにピンと貼るように押え板で固定する．

③血清の採取

・針付きマイクロピペットに1.5 cmに切ったラバーチューブをつける．ラバーチューブの先端を押え，ラバーチューブをつぶして，マイクロピペットの針を入れる．つぶしたゴムを離して血清を採取する．針の先端についている血清を濾紙（またはガーゼ）で拭き取り，針の先を濾紙につけながら目盛りに合わせる．

④血清の塗布

・泳動箱の蓋またはアクリル樹脂板の一端が塗布位置の真上にくるように置く．

・これに腕を置き，印をつけた箇所にマイクロピペットを垂直に立て，針の先端が軽く膜面に当たるようにし，直線を引く要領で血清を1目盛り（0.8 μL）塗布する．

・1枚のセア膜上に「分画トロール常光」ノーマル，「分画トロール常光」アブノーマルをそれぞれ2回ずつ塗布する．

・アルブミンの移動距離を知るため，セア膜の両端に血清をほんの少し塗布し，その上に超微量のBPBをつけた楊枝の先をのせて，血清とBPBを混じる．

⑤電気泳動

・セア膜の通電方向を確認してから，泳動箱と定電流・定電圧装置をコードでつなぐ．

・定電流・定電圧装置のスイッチを入れ定電流とし，膜幅1 cmあたり0.7 mAとする．4枚のセア膜の合計が22 cmなので15.4 mAとなる．

・BPB加血清のアルブミンの位置が塗布位置より30 mm移動するまで通電する（約35分）．

・泳動終了後，ただちに泳動箱よりセア膜をピンセットを用いて取り出す．

⑥タンパク染色

・セア膜を静かに染色液に浮かせ，セア膜の片面から染色液がしみ込むようにして正確に2分間染色する．

⑦脱色

・セア膜の一端をピンセットでつかみ，セア膜をゆり動かしながら脱色する．

・脱色液を入れた容器3個を用意し，セア膜を順次移しながら脱色すると，脱色は5分以内で終了する．

263-00985

⑧乾燥

・脱色後，濾紙にはさんでドライヤーで約5分乾燥する．

⑨デンシトメトリー

・よく乾燥したセア膜をデカリンに浸し透明化したのち，508 nmのフィルタ（デンシトメータによっては500 nm）を用いてデンシトメトリーを行う．

結果

①タンパク泳動像を観察し，正常と異常パターンの違いをみる．
②各タンパク分画パーセントを読み取る．

評価

①各自の測定結果について，グループ班で検討する．

〔追加資料〕 試薬等の購入

試薬

試薬名	購入先	量	金額（円）	備考
バルビタール緩衝液	常光	2 L	4,000	5 L
ポンソー3R	富士フイルム和光純薬	500 mL	6,500	100 mL
酢酸（1級）	富士フイルム和光純薬	500 mL	820	90 mL
ブロムフェノールブルー	富士フイルム和光純薬	1 g	1,650	微量
デカリン（デカヒドロナフタレン） 電気泳動用	富士フイルム和光純薬	500 mL	2,200	微量

消耗品

品名	購入先	量	金額（円）	備考
泳動ブリッジ用濾紙(クロマトグラフィ用濾紙 No. 51B）400 × 400 mm）	アドバンテック	50枚入り	5,650	23×10 cmで20枚
セルロースアセテート膜（セレカ VSP)60 × 220 mm	アドバンテック	50枚	15,950	10枚
膜拭き取り用濾紙（定性濾紙 No. 2）600 × 600 mm	アドバンテック	100枚入り	10,820	8×8 cmで320枚

文献：
1）前川真人：蛋白分画用の新規セルロースアセテート膜・セレカVSPの性能評価．生物物理化学，51：99～145，2007.

（芝　紀代子）

Ⅵ
脂質

1 トリグリセライド (triglyceride；TG)

目的

トリグリセライド（TG）はグリセロールに3分子の脂肪酸がエステル結合したものであり，全身の脂肪組織の主成分としてエネルギー貯蔵にあずかっている．高TG血症はHDLを低下させ，レムナントの停滞によりLDLを小型化する．生成したsmall dense LDLは容易に酸化されやすく，酸化LDLの産生が増加し，動脈硬化進展へと導く．そのため，虚血性心疾患のリスクファクターとしての重要性が認識されている．TGが高値を示す疾患としては，原発性高脂血症，閉塞性黄疸，甲状腺機能低下症，末端肥大症，ネフローゼ症候群，糖尿病などがある．
本実習では，加水分解反応，検出反応としてGK-PK-LD紫外部法を学ぶ．また，遊離グリセロールを測定し，トリグリセライド測定の正確性について理解する．

実習前の基礎知識

①臨床的意義について述べることができる．
②生体内での役割について述べることができる．
③本実習以外の測定法について述べることができる．
④外因性と内因性のトリグリセライドについて述べることができる．
⑤遊離グリセロールについて述べることができる．

実習目標

①プール血清または自己検体（血清）を用いて，トリグリセライド濃度を求めることができる．
②加水分解反応を理解することができる．
③指示反応を理解することができる．
④遊離グリセロールの消去について理解することができる．
⑤吸光度の変化量からトリグリセライド濃度の計算ができる．

263-00985

検討課題

管理血清の遊離グルセロール測定

①実験手技

a．試薬はトリグリセライド測定試薬を用いる．アルコール性 KOH の代わりに 90%エタノールを用いる．

b．トリグリセライドと同一操作により遊離グリセロールを測定する．

②遊離グリセロールの計算

標準液の吸光度から遊離グリセロール濃度を計算する．

③結果の検討

得られた遊離グリセロールを各グループ班で検討する．

実習内容

①検体準備（前日）→試薬調製→操作→結果→評価．

②計算方法は，計算式から検体の値を求める．

③検体中の遊離グリセロールの存在を確認する．

測定法

アルコール性 KOH-GK-PK-LD-UV（alcoholic KOH-GK-PK-LD-UV）法

基準値

30～150 mg/dl

測定原理

TG はアルコール性 KOH の作用により加水分解され遊離グリセロールとなる．グリセロールは ATP の存在下で GK の作用によりグリセロール-3-リン酸と ADP を生成する．この ADP の存在下でホスホエノールピルビン酸は PK の作用によりピルビン酸と ATP を生成する．生成したピルビン酸は LD の作用で L-乳酸となるが，同時に加えた NADH は NAD となる．グリセロールと NADH は等モルの関係にあり，したがって NADH の 340 nm における吸光度の減少量を測定することにより TG 値を求めることができる．

反応式

$$\begin{array}{l}CH_2OCOR\\|\\CH\ OCOR\\|\\CH_2OCOR\end{array} + 3KOH \longrightarrow \begin{array}{l}CH_2OH\\|\\CHOH\\|\\CH_2OH\end{array} + 3RCOOH$$

トリグリセライド　　　　　　　グリセロール

$$\begin{array}{l}CH_2OH\\|\\CHOH\\|\\CH_2OH\end{array} + ATP \underset{}{\overset{GK}{\rightleftharpoons}} \begin{array}{l}CH_2-O-\overset{O}{\underset{|}{P}}-OH\\|\qquad\quad\ \ OH\\CHOH\\|\\CH_2OH\end{array} + ADP$$

グリセロール　　　　　　　　グリセロール-3-リン酸

$$ADP + \begin{array}{l}CH_2\\|\quad\ \ O\\C-O-\overset{}{\underset{OH}{P}}-OH\\|\\COOH\end{array} \underset{}{\overset{PK}{\rightleftharpoons}} ATP + \begin{array}{l}CH_2\\|\\C=O\\|\\COOH\end{array}$$

ホスホエノールピルビン酸　　　　　　ピルビン酸

$$\begin{array}{l}CH_3\\|\\C=O\\|\\COOH\end{array} + NADH+H^+ \underset{}{\overset{LD}{\rightleftharpoons}} \begin{array}{l}CH_2\\|\\CH-OH\\|\\COOH\end{array} + NAD$$

　　　　　　　　　　　　　　　　乳酸

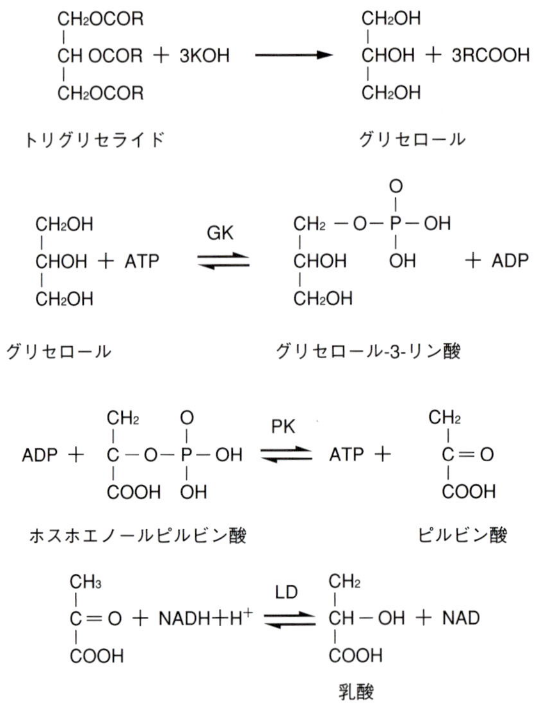

器具

- マイクロピペット（100, 1,000 μl）　適当数（各グループ単位）
- ホールピペット（2.5 ml）　適当数（各グループ単位）
- 恒温槽　（各グループ単位）
- 遠心器　（各グループ単位）
- 分光光度計　1 台（各グループ単位）

試薬

教員が作製

①アルコール性水酸化カリウム溶液（0.5N）　100 ml 作製
　水酸化カリウム 3.3 g を 10 ml の精製水に溶解し，冷却後，エタノールを加え 100 ml とする．

②検体盲検用 90％アルコール溶液　100 ml 作製
　精製水 10 ml にエタノールを加えて 100 ml とする．

③硫酸マグネシウム溶液（0.15 mol/l）　200 ml 作製
　硫酸マグネシウム 7.4 g に精製水を加えて 200 ml とする．

④トリエタノールアミン緩衝液（120 mmol/l，pH 7.6）　1,000 ml 作製
　トリエタノールアミンヒドロクロライド 22.2 g を精製水約 800 ml で溶解し，1N NaOH で pH を 7.6 に合わせ，全量を 1,000 ml とする．

⑤試薬 I（硫酸マグネシウム 3.6 mmol/l，ATP 1.2 mmol/l，PEP 0.96 mmol/l，NADH 0.24 mmol/l，PK≧0.79 U/ml，LD≧6.0 U/ml）　500 ml 作製
　120 mmol/l トリエタノールアミン緩衝液（pH7.6）400 ml に硫酸マ

グネシウム443.5 mg，PEP 99 mg，ATP 363 mgを溶解し，pH 7.6であることを確認する．必要があれば1N NaOHでpHを調整する．次にNADH 85 mgを加えたのち，120 mmol/l トリエタノールアミン緩衝液（pH7.6）で溶解したLD 600 U/ml，PK 79 U/mlをおのおの5.0 mlずつ添加し，120 mmol/l トリエタノールアミン緩衝液（pH 7.6）で全量を500 mlとする．

⑥試薬Ⅱ（GK≧151 U/ml） 5 ml作製

GKを120 mmol/l トリエタノールアミン緩衝液（pH 7.6）で溶解し，151 U/mlとする．

⑦トリオレイン標準液（200 mg/dl） 100 ml作製

トリオレイン200 mgを秤量し，トリトンX-100を8 ml加える．栓をして10分間，60～70℃の湯浴中で温め，常に攪拌する．冷却後，生理食塩液で全量を100 mlとする．

検体

血清（学生）

方法

グループ単位で行う．

操作

表Ⅵ-1の操作に従って測定を行う．

表Ⅵ-1

No.		検体 (Smp)	検体盲検 (Smp-b)	標準液 (St)	試薬盲検 (St-b)	操作法のポイント
1	血清（ml）	0.2	0.2			
2	標準液（ml）			0.2	0.2	
3	アルコール性KOH（ml）	0.5		0.5		
4	90%エタノール（ml）		0.5		0.5	
5	インキュベーション	よく混和し55℃で30分間加温する				けん化によりグリセロールを生成させる
6		氷水に入れる				
7	硫酸マグネシウム（ml）	1.0	1.0	1.0	1.0	酵素反応時の白濁を防止する
8	遠心	3,000 rpmで5分間遠心する				
9	上清（ml）	0.5	0.5	0.5	0.5	
10	試薬Ⅰ（ml）	2.5	2.5	2.5	2.5	
11	吸光度測定（E_1）	よく混和後，340 nmで吸光度が一定となる点を読む				
12	試薬Ⅱ（ml）	0.02	0.02	0.20	0.02	
13	吸光度測定（E_2）	よく混和後，340 nmで吸光度が一定になる点を読む				

263-00985

結果

①TG 値を計算式から求める．

TG 濃度（mg/dl）＝

$$\frac{(\mathrm{Smp}\ E_1-\mathrm{Smp}\ E_2)-(\mathrm{Smp\text{-}b}\ E_1-\mathrm{Smp\text{-}b}\ E_2)}{(\mathrm{St}\ E_1-\mathrm{St}\ E_2)-(\mathrm{St\text{-}b}\ E_1-\mathrm{St\text{-}b}\ E_2)}\times \text{標準液濃度}$$

（標準液濃度：200 mg/dl）

評価

①各自測定結果について基準値と比較し，グループ班で検討する．

② TG 値と遊離グリセロール値から測定値の正確性を考察する．

〔追加資料〕 試薬の購入

試薬名	分子量 化学式	購入先	量	金額 （円）	備考
水酸化カリウム	56.11 KOH	富士フイルム和光純薬	100 g	880	3.3 g/100 ml
エタノール	46.07 C_2H_5OH	富士フイルム和光純薬	500 ml	1,640	10 ml/100 ml
硫酸マグネシウム 7 水和物	246.48 $MgSO_4 \cdot 7H_2O$	富士フイルム和光純薬	25 g	780	7.4 g/200 ml
トリエタノールアミンヒドロクロライド	185.7 $C_6H_{16}ClNO_3$	シグマ	100 g	3,500	22.2 g/1,000 ml
水酸化ナトリウム	40.0 NaOH	富士フイルム和光純薬	500 g	850	4 g/100 ml
ホスホエノールピルビン酸カリウム塩	206.13 $C_3H_4KO_6P$	富士フイルム和光純薬	250 mg	6,300	99 mg/500 ml
アデノシン 5-トリフォスフェイト 2 ナトリウム塩	605.20 $C_{10}H_{14}N_5O_{13}P_3Na_2 \cdot 3H_2O$	富士フイルム和光純薬	1 g	5,000	363 mg/500 ml
β-ニコチンアミドアデニンジヌクレオチドリン酸還元型，2 ナトリウム塩	709.40 $C_{21}H_{27}N_7O_{14}P_2Na_2$	ロシュ	500 mg	21,700	85 mg/500 ml
乳酸デヒドロゲナーゼ（LD）		ロシュ	25 mg*	10,300	600 U/ml
ピルビン酸キナーゼ（PK）		ロシュ	10 mg**	9,400	79 U/ml
グリセロールキナーゼ（GK）		ロシュ	5 mg***	25,800	151 U/ml
トリオレイン	885.46 $(C_{17}H_{33}COO)_3C_3H_5$	富士フイルム和光純薬	25 g	3,200	200 mg/100 ml
トリトン X-100	646.34 $C_{34}H_{62}O_{11}$	富士フイルム和光純薬	50 ml	3,600	8 ml/100 ml

「備考」欄は 1 回の実習 40 人分をカバーする試薬量

*比活性 1,100 U/mg　**比活性 500 U/mg　***比活性 160 U/mg

文献：

1）日本臨床化学会：臨床化学，33（Suppl. 1）：210a～222a，2004.

（徳永賢治）

263-00985

2 コレステロール

1 コレステロール(cholesterol；Cho)

目的

血中コレステロールは主としてLDL，HDLに存在し，総コレステロールの約2/3がエステル型で1/3が遊離型である．生体内の遊離コレステロールは細胞膜，細胞小器官，ミエリン鞘などの構成成分をなす．また，ステロイドホルモン，ビタミンD合成の前駆体として重要である．血中コレステロールは冠動脈疾患との関連性が指摘されており，そのリスクファクターの1つとして測定する意義がある．高コレステロール血症としては，本態性高コレステロール血症，甲状腺機能低下症，ネフローゼ症候群で高値を示す．一方，甲状腺機能亢進症，重症肝実質障害，アジソン病で低下する．
本実習では，吸光度変化から反応過程を確認し，エンドポイント分析を学ぶ．また，コレステロール分画を測定し，総コレステロール測定における酵素反応を理解する．

実習内容

①検体準備（前日）→試薬調製→操作→結果→評価．
②計算方法は，計算式から検体の値を求める．
③タイムコースから反応過程を確認する．

実習前の基礎知識

①臨床的意義について述べることができる．
②生体内での役割について述べることができる．
③肝臓での合成・排泄について述べることができる．
④コレステロールエステル化について述べることができる．
⑤コレステロールオキシダーゼ法以外の測定法について述べることができる．

実習目標

①管理血清または自己検体（血清）を用いてコレステロール濃度を求めること

ができる．

②エンドポイント分析について理解することができる．

③総コレステロール，遊離コレステロールの測定が理解できる．

④ H_2O_2-POD 法について理解することができる．

⑤吸光度の変化量からコレステロール値の計算ができる．

検討課題　グループ単位

コレステロール分画

①実験スケジュール

学生の血液 2 ml を採血し血清を分離する．

a．総コレステロールと遊離コレステロールを測定する．

遊離コレステロール測定試薬は総コレステロール測定用，発色試薬からコレステロールエステルヒドロラーゼを除いた試薬を用いる．

②エステル型コレステロール値の計算

総コレステロール値から遊離コレステロール値を差し引いて求める．

③結果の検討

a．得られた値を各グループ班で基準値と比較し検討する．

b．各グループ班のデータを比較し，クラス全体で検討する．

測定法

コレステロールオキシダーゼ（cholesterol oxidase）法

基準値

総コレステロール	120～220 mg/dl
遊離型コレステロール	40～80 mg/dl
エステル型コレステロール	80～170 mg/dl

測定原理

エステル型コレステロールをコレステロールエステルヒドロラーゼによって遊離型コレステロールと脂肪酸に分解する．次に，はじめから存在する遊離型コレステロールとともに，コレステロールオキシダーゼによって酸化して，Δ^4-コレステノンと H_2O_2にする．この生成した H_2O_2によりペルオキシダーゼ存在下で 4-アミノアンチピリンとフェノールを酸化縮合させ，生成するキノン色素を測定する．

263-00985

反応式

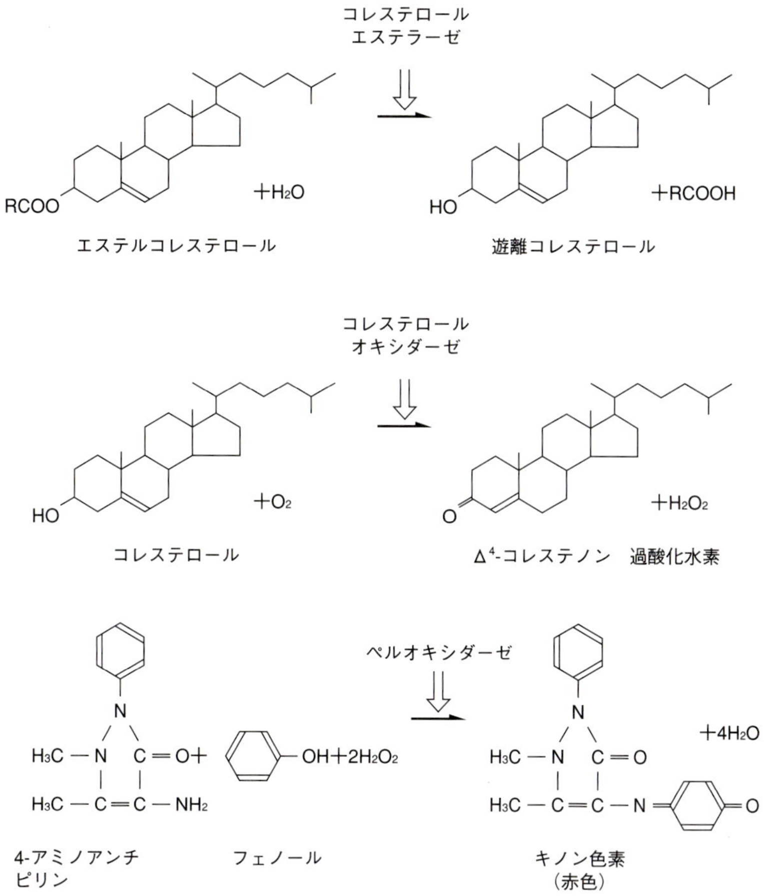

エステルコレステロール + H₂O →(コレステロールエステラーゼ)→ 遊離コレステロール + RCOOH

コレステロール + O₂ →(コレステロールオキシダーゼ)→ Δ^4-コレステノン + H₂O₂

4-アミノアンチピリン + フェノール + 2H₂O₂ →(ペルオキシダーゼ)→ キノン色素（赤色） + 4H₂O

器具

- マイクロピペット（100 µl 用）　適当数（グループ単位）
- ホールピペット（3.0 ml 用）　適当数（グループ単位）
- 恒温槽　1台（グループ単位）
- 分光光度計　1台（グループ単位）
- ストップウォッチ　適当数（グループ単位）

試薬

教員が作製

①リン酸緩衝液（0.1 mol/l, pH 6.8）　500 ml 作製
　0.1 mol/l リン酸水素2ナトリウム溶液と0.1 mol/l リン酸2水素ナトリウム溶液を等量加え500 ml とする．

②発色液（コレステロールエステルヒドロラーゼ 33 U/l, コレステロールオキシダーゼ 117 U/l, ペルオキシダーゼ 67,000 U/l, コール酸ナトリウム 3 mmol/l, フェノール 14 mmol/l, 4-アミノアンチピリン 0.82 mmol/l, トリトン X-100 0.1％）　500 ml 作製
　コール酸ナトリウム 645.8 mg, 4-アミノアンチピリン 83.3 mg, フェノール 658.7 mg, トリトン X-100 0.5 g を 0.1 mol/l リン酸ナトリウム緩衝液（pH 6.8）に溶解し，次にコレステロールオキシダーゼ 58.5 U/ml, コレステロールエステルヒドロラーゼ 16.5 U/ml,

ペルオキシダーゼ 33,500 U/ml をそれぞれ 1 ml 加え，0.1 mol/l リン酸緩衝液（pH 6.8）で 250 ml としたのち，精製水で全量 500 ml にする．

③コレステロール標準液（200 mg/dl） 100 ml 作製

コレステロール 200 mg をイソプロピルアルコールに溶解し，これにトリトン X-100 を 10 ml 加え溶解後，イソプロピルアルコールで 100 ml とする．

検体

血清（学生）

方法

グループ単位で行う．

操作

表Ⅵ-2 の操作法に従って測定を行う．

表Ⅵ-2

No.		試薬盲検 (B)	標準液 (Std)	検体 (Smp)	操作法のポイント
1	精製水（ml）	0.03			
	標準液（ml）		0.03		
	血清（ml）			0.03	
2	発色液（ml）	3.0	3.0	3.0	
3	インキュベーション	よく混和，37℃で 10 分間加温する			10 分間の吸光度変化を 30 秒間隔で追跡する
4	吸光度測定（*E*）	水を対照として 500 nm で吸光度を測定する			

結果

次の計算式からコレステロール値を求める．

$$\text{コレステロール濃度(mg/dl)} = \frac{\text{検体の吸光度(Smp } E-\text{B}E)}{\text{標準液の吸光度(Std } E-\text{B}E)} \times \text{標準液濃度}$$

（標準液濃度：200 mg/dl）

263-00985

評価 ①各自測定した結果について基準値と比較し，グループ班で検討する
②発色反応の吸光度変化のグラフを作成し，エンドポイントを確認し，反応時間の妥当性を考察する．

〔追加資料〕 試薬の購入

試薬名	分子量 化学式	購入先	量	金額 (円)	備考
リン酸水素2ナトリウム2水和物	177.99 $Na_2HPO_4 \cdot 2H_2O$	富士フイルム和光純薬	500 g	3,800	8.8 g/500 ml
リン酸2水素ナトリウム2水和物	156.01 $NaH_2PO_4 \cdot 2H_2O$	富士フイルム和光純薬	500 g	1,200	7.8 g/500 ml
コール酸ナトリウム	430.55 $C_{24}H39NaO_5$	富士フイルム和光純薬	25 g	3,700	645.8 mg/500 ml
4-アミノアンチピリン	203.24 $C_{11}H_{13}N_3O$	富士フイルム和光純薬	25 g	2,300	83.3 mg/500 ml
フェノール	94.11 C_6H_5OH	富士フイルム和光純薬	25 g	880	658.7 mg/500 ml
コレステロールオキシダーゼ		ロシュ	5 mg 45 U/mg	52,200	58.5 U/ml
コレステロールエステルヒドラーゼ		ロシュ	5 mg 55 U/mg	15,600	16.5 U/ml
ペルオキシダーゼ		ロシュ	100 mg 250 U/mg	38,400	33,500 U/ml
コレステロール	386.6 $C_{27}H_{45}OH$	富士フイルム和光純薬	25 g	2,100	200 mg/100 ml
トリトンX-100	646.34 $C_{34}H_{62}O_{11}$	富士フイルム和光純薬	50 ml	3,600	8 ml/100 ml

「備考」欄は1回の実習40人分をカバーする試薬量

文献：
1）Richmond, W.：*Clin Chem*, 19：1350〜1356, 1973.
2）Allain, C. C. et al.：*Clin Chem*, 20：470〜475, 1974.
3）萩　三男，田中富子：*Medical Technology*, 8：1049〜1056, 1980.

2 HDL-コレステロール (HDL-cholesterol)（沈殿法）

目的

HDLは各組織からコレステロールを受け取り，LCATの作用でエステル化し内部に取り込み，肝へ輸送する．この作用により細胞内に蓄積したコレステロールの逆転送に関係している．疫学的研究によりHDL-コレステロールの低下が動脈硬化症の危険因子であり，その血中レベルは動脈硬化性疾患の発症に有用な指針となることが判明している．低下する疾患として，原発性疾患では

アポ A 欠損症，Tangier 病，続発性では肝硬変症，糖尿病，肥満で低値を示す．本実習では，リポタンパク電気泳動により血清中に含まれるリポタンパクの種類を学び，次いで HDL-コレステロールの測定からリポタンパクの脂質組成を理解する．

実習内容

①検体準備（前日)→試薬調製→操作→結果→評価
②計算方法は，計算式から検体の値を求める．

実習前の基礎知識

①臨床的意義について述べることができる．
②生体内での役割について述べることができる．
③本実習以外の測定法について述べることができる．
④各リポタンパクの組成について述べることができる．
⑤アポリポタンパクについて述べることができる．

実習目標

①プール血清または自己血清を用いて HDL-コレステロール濃度を求めることができる．
②HDL-コレステロール沈殿法について理解することができる．
③リポタンパク電気泳動により血清中リポタンパクを理解することができる．

検討課題

リポタンパク分画（電気泳動法）

①実験スケジュール
学生の血液を 2 ml 採血し，血清を分離する．
②実験手技
a．主な器具
・マイクロピペット　1～10 μl
・泳動装置（タンパク分画用）
・デンシトメトリー（タンパク分画用）
b．試薬
・泳動用緩衝液：ベロナールナトリウム塩酸緩衝液（0.05 mol/l，pH 8.6）（ヘレナ社）
・支持体：アガロースゲル・フィルム（ヘレナ社）
・Fat Red 7B 染色液：0.2 g の Fat Red 7B を 500 ml のエタノールで溶解する．メスフラスコを密栓しマグネチックスターラで 3 時間攪拌する．使用前に濾過し，1 日間暗室に静置し，保存染色液とする．使用時にこの保存染色液 5 ml を三角フラスコにとり，攪拌しながら精製水 1 ml を加える．

・脱色液：メタノール 700 ml と精製水 300 ml を混合する．

③泳動

a．泳動槽に緩衝液を入れる

b．アガロースプレートをガラス板などの平らな面の上に置く．

c．アガロースプレートにブロッター A を置き，緩衝液を吸い取る．

d．アガロースプレートに試薬塗布器（テンプレート）を置く．

e．テンプレートのスリット中央に試料 1 μl を塗布する．試料が完全に吸い込むまで静置する（約 3 分間）．

f．テンプレートを取り除く．

g．アガロース面を下にして泳動装置にセットする．

h．90 V，25 分間泳動する．

④染色

a．乾燥させる．（50～60℃，20～30 分）

b．染色液（用時調製）をアガロースプレートに加える．約 3 分間静置し染色する．

⑤脱色，乾燥

a．20～30 ml の脱色液で 60 秒，2 回脱色する．

b．乾燥する．

⑥デンシトメトリー

a．波長 525 nm で測定する．

⑦結果の検討

a．得られたリポタンパク分画パターンを各グループで比較し検討する．

測定法

ヘパリン-Ca-Ni（heparin-Ca-Ni）沈殿法

基準値

男性　37～67 mg/dl

女性　40～71 mg/dl

測定原理

Ca イオンを介して LDL および VLDL とヘパリンの不溶性結合物を形成し沈殿させる．上清中の HDL 分画に存在するコレステロールを測定する．リポタンパクの分離能を高めるためにニッケルイオンを併用している．

器具

・マイクロピペット（100 μl）　適当数（各グループ単位）

・ホールピペット（2.0 ml）　適当数（各グループ単位）

・恒温槽　1 台（各グループ単位）

・分光光度計　1 台（各グループ単位）

・ストップウォッチ　適当数（各グループ単位）

263-00985

試薬

教員が作製

①沈殿試薬　500 ml 作製

ヘパリンナトリウム 0.82 g，塩化カルシウム 60 mmol/l，塩化ニッケル 1.51 mmol/l を精製水に溶解し 500 ml とする．

②Bis-Tris 緩衝液（0.1 mol/l pH 6.8）　500 ml 作製

a．0.1 mol/l Bis-Tris 溶液　500 ml 作製

Bis-Tris 10.46 g を精製水で溶解し全量を 500 ml とする．

b．0.1 mol/l HCl 溶液　250 ml 作製

塩酸 2.25 ml を精製水で溶解し 250 ml とする．

c．Bis-Tris 緩衝液（0.1 mol/l pH 6.8）　500 ml 作製

a 液に b 液を加えて，pH 6.8 にする．

③発色試薬（コレステロールエステルヒドロラーゼ 33 U/l，コレステロールオキシダーゼ 117 U/l，ペルオキシダーゼ 67,000 U/l，コール酸ナトリウム 3 mmol/l，フェノール 14 mmol/l，4-アミノアチピリン 0.82 mmol/l，トリトン X-100 0.1%）　500 ml 作製

コール酸ナトリウム 645.8 mg，4-アミノアンチピリン 83.3 mg，フェノール 658.7 mg，トリトン X100 0.5 g を 0.1 mol/l Bis-Tris 緩衝液（pH 6.8）に溶解し，次にコレステロールオキシダーゼ 58.5 U/ml，コレステロールエステルヒドロラーゼ 16.5 U/ml，ペルオキシダーゼ 33,500 U/ml をそれぞれ 1 ml 加え，0.1 mol/l Bis-Tris 緩衝液（pH 6.8）で全量を 500 ml とする．

④標準液

総コレステロール測定用，標準液を希釈して 50 mg/dl の標準液を作製する．

検体

血清（学生）

方法

グループ単位で行う．

操作

表Ⅵ-3 の操作に従って測定を行う．

263-00985

表VI-3

No.		試薬盲検 (B)	標準液 (Std)	検体 (Smp)	操作法のポイント
1	標準液（ml）		0.1		尖形試験管を使用する
2	血清（ml）			0.1	
3	沈殿試薬（ml）		2.0	2.0	
4		よく混和し室温で 30 分放置			
5		3,000 rpm，15 分間遠心する			
6	上清（ml）	1.0 (精製水)	1.0	1.0	ピペット先端を試験管につけて静かに吸い取る
7	発色試薬（ml）	2.0	2.0	2.0	
8	インキュベーション	よく混和し，37℃，20 分間加温する			
9	吸光度測定（*E*）	水を対照にして 500 nm で吸光度を測定する			

結果

計算式から HDL-コレステロール値を求める.

HDL-コレステロール濃度(mg/dl) ＝

$$\frac{\text{検体の吸光度(Smp } E-\text{B}E\text{)}}{\text{標準液の吸光度(Std } E-\text{B}E\text{)}}\times\text{標準液濃度}$$

(標準液濃度：50 mg/dl)

評価

①各自測定した結果について，基準値と比較し，グループ班で検討する.

②HDL-コレステロール値と HDL 分画値を比較し考察する.

263-00985

〔追加資料〕 試薬の購入

試薬名（略名）	分子量 化学式	購入先	量	金額 (円)	備考
コール酸ナトリウム	430.55 $C_{24}H_{39}NaO_5$	富士フイルム和光純薬	25 g	3,700	645.8 mg/500 ml
4-アミノアンチピリン	203.24 $C_{11}H_{13}N_3O$	富士フイルム和光純薬	25 g	2,300	83.3 mg/500 ml
フェノール	94.11 C_6H_5OH	富士フイルム和光純薬	25 g	880	658.7 mg/500 ml
コレステロールオキシダーゼ		ロシュ	5 mg 45 U/mg	52,200	58.5 U/ml
コレステロールエステルヒドラーゼ		ロシュ	5 mg 55 U/mg	15,600	16.5 U/ml
ペルオキシダーゼ		ロシュ	100 mg 250 U/mg	38,400	33,500 U/ml
コレステロール	386.6 $C_{27}H_{45}OH$	富士フイルム和光純薬	25 g	2,100	200 mg/100 ml
トリトン X-100	646.34 $C_{34}H_{62}O_{11}$	富士フイルム和光純薬	50 ml	3,600	8 ml/100 ml
ビス(2-ヒドロキシエチル)イミノトリス	209.24 $(HOCH_2CH_2)_2NC(CH_2OH)_3$	富士フイルム和光純薬	25 g	4,800	10.46 g/500 ml
ヘパリンナトリウム		ナカライ	5 g*	25,100	0.9 g/500 ml
塩化カルシウム	110.98 $CaCl_2$	富士フイルム和光純薬	500 g	2,350	3.32 mg/500 ml
塩化ニッケル	237.69 $NiCl_2 \cdot 6H_2O$	富士フイルム和光純薬	25 g	1,300	97 mg/500 ml
タイタンジェルリポタンパクキット		富士フイルム和光純薬	ゲル 10 枚**	13,200	
ファーストレッド 7B	379.5 $C_{24}H_{21}N_5$	富士フイルム和光純薬	10 g	5,800	0.2 mg/500 ml
メタノール	32.04 CH_3OH	富士フイルム和光純薬	500 ml	1,400	
塩酸	36.47 HCl	富士フイルム和光純薬	500 ml	1,200	

「備考」欄は1回の実習 40 人分をカバーする試薬量
*比活性 140 U/mg　**泳動用緩衝液

文献：
1) Noma, A. et al.: *Clin Chem*, 25：1480, 1979.

（徳永賢治）

Ⅶ 非タンパク性窒素

1 尿素窒素 (blood urea nitrogen；BUN)

目的

生体内のタンパク質が分解され，アミノ酸から尿素が生成される．尿素は人体における窒素代謝の最終産物で，アミノ酸に由来する2分子のアンモニアと1分子の二酸化炭素から肝臓内で合成される（尿素サイクル）．尿素サイクルはアンモニアの解毒機構の一つである．尿素は腎臓の糸球体から尿中に大部分が濾出される（尿細管から一部が再吸収される）．肝疾患に際しては，尿素の合成能力低下に伴って血中尿素量は下がり，血中アンモニア量が上昇する．腎不全では尿素の糸球体濾過速度の低下により，血中尿素量は増加する．

本実習では，試料中の潜在的なアンモニアを消去する機序および rate assay による測定法を理解することを目的とする．

実習前の基礎知識

①臨床的意義について述べることができる．
②非タンパク性窒素（NPN）とは何かについて述べることができる．
③BUN とは何かについて述べることができる．
④脱アミノ反応とアンモニア合成の系について述べることができる．
⑤オルニチン回路とその意義について述べることができる．
⑥rate assay について述べることができる．
⑦本実習以外の測定法について述べることができる．

実習目標

①rate assay により，正確に吸光度減少を測定することができる．
②各濃度の検量用標準液吸光度減少速度（ΔE/min）を求めることができる．
③②から最小二乗法を用いて検量線を作成することができる．
④③から自己血清および管理血清の BUN 濃度を求めることができる．

検討課題　個人で行う

①管理血清の既知 BUN 濃度と実際の測定値を比較して考察に加える．
②尿素窒素濃度 mg/dl を mmol/l に換算せよ．計算過程も示すこと．
③尿素窒素濃度 mg/dl から尿素〔urea，$(NH_2)_2CO$，分子量 60〕濃度を算出せ

263-00985

よ．計算過程も示すこと．

測定法

ウレアーゼ-GLDH・ICDH・UV法（アンモニア消去法）

基準値

尿素窒素濃度　8～20 mg/dl

測定原理

第1次反応：アンモニア消去

試料中にあらかじめNH_3が存在する場合に生じるβ-$NADP^+$は，Mg^{2+}とイソクエン酸の存在下でイソクエン酸脱水素酵素（ICDH：EC 1.1.1.42）により再びβ-NADPHへと変換されるため，所定の吸光度が維持されるとともにNH_3が消去される．

第2次反応：BUNの測定

第1次反応の後，Mg^{2+}をエチレンジアミン四酢酸（EDTA）でキレートし，ICDHを不活化することにより，β-$NADP^+$からβ-NADPHへの再転換反応が生じない．試料中の尿素はウレアーゼ（EC 3.5.1.5）により2分子のアンモニア（NH_3）と1分子の二酸化炭素（CO_2）に分解される．生じたNH_3はβ-ニコチン酸アミドアデニンジヌクレオチドリン酸還元型（β-NADPH）の存在下で，グルタミン酸脱水素酵素（GLDH：EC 1.4.1.4）によりα-ケトグルタル酸（α-KG）と反応し，L-グルタミン酸と水分子を生じる．このときβ-NADPHは酸化されてβ-ニコチン酸アミドアデニンジヌクレオチドリン酸酸化型（β-$NADP^+$）になるので，β-NADPHの減少に伴う吸光度減少速度を測定することによって尿素窒素濃度を求める．

反応式

第1次反応

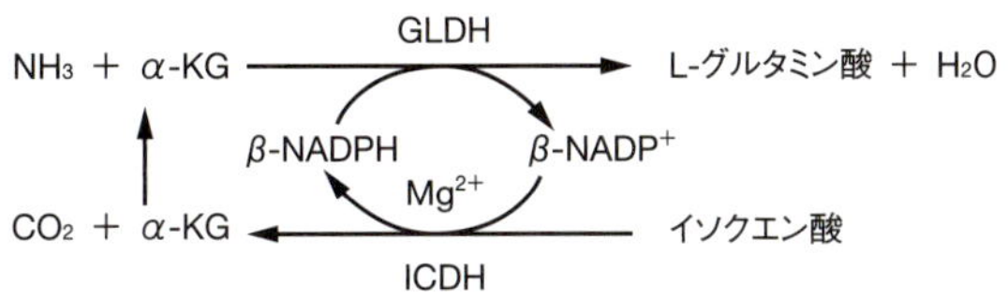

第2次反応

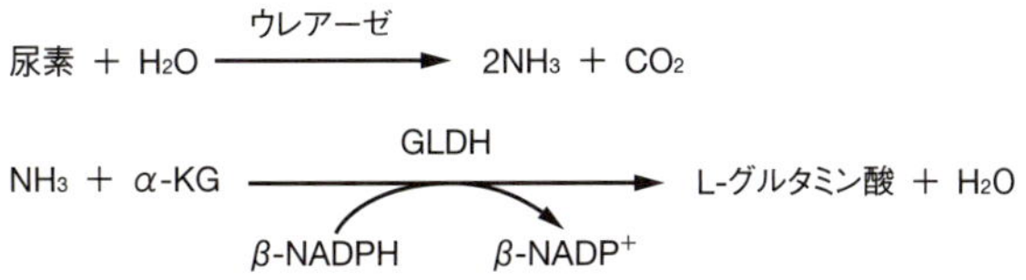

※ICDHはEDTAにより阻害

263-00985

器具

・中試験管　6本/グループ
・マイクロピペット（10～100 μl 可変量）　1本/グループ
・マイクロピペット（100～1,000 μl 可変量）　1本/グループ
・マイクロピペット（1,000～5,000 μl 可変量）　1本/グループ
・試験管ミキサー　1台/グループ
・恒温槽　1台/グループ
・分光光度計（恒温セルホルダ，Kinetics mode 有）　1台/グループ
・ストップウォッチ　1台/グループ

試薬

キット：L-UN（株式会社セロテック）
キット内容
①酵素試液A　pH 9.1（25℃）
　炭酸緩衝液　5 mmol/l
　β-NADPH　0.3 mmol/l
　グルタミン酸脱水素酵素　1.5 U/ml
　イソクエン酸脱水素酵素　0.1 U/ml
　イソクエン酸　1.3 mmol/l
　α-ケトグルタル酸　10 mmol/l
　$MgCl_2$　0.05 mmol/l
②酵素試液B　pH 7.0（25℃）
　トリス緩衝液　250 mmol/l
　ウレアーゼ　10 U/ml
　エチレンジアミン四酢酸二ナトリウム　2 mmol/l

試薬調製

①～②は教員が分配，③は教員が作製，④⑤は学生がグループ単位で調製
①酵素試液A：そのまま使用
②酵素試液B：そのまま使用
③60 mg/dl 尿素窒素標準液
　尿素128 mgを正確に秤量し，蒸留水にて溶解する．100 mlメスフラスコを用いて作製する．
④10 mg/dl 尿素窒素標準液
　60 mg/dl 尿素窒素標準液100 μlに蒸留水を500 μl加えて希釈する．
⑤30 mg/dl 尿素窒素標準液
　60 mg/dl 尿素窒素標準液300 μlに蒸留水を300 μl加えて希釈する．

検体

・自己血清（学生）
・管理血清（学校から配布）

263-00985

方法

グループ単位

①**表VII-1** に従い，標準液および測定対象試料の吸光度減少速度（ΔE/min）を測定する．

表VII-1

区分	検量用標準液				測定対象		操作法のポイント
試験管ラベル	0	St 1	St 2	St 3	S 1	S 2	
試料	蒸留水	BUN 10 mg/dl 標準液	BUN 30 mg/dl 標準液	BUN 60 mg/dl 標準液	自己血清	管理血清	
BUN 濃度（mg/dl）	0	10	30	60	求める	求める	
測定操作	以下を各試験管 1 本ずつ実施する．酵素試液 B はあらかじめ 37℃に予備加温しておく． ①試料 44 μl＋酵素試液 A 2.4 ml ⇒ ミキサーを用いて混和後，37℃ 5 分間（以上）加温する． ②蒸留水を入れたセルをブランク用セルホルダにセットする． ③分光光度計の測定モードを Kinetics に選択．測定波長を主波長：340 nm，副波長：405 nm，Interval Time 30 秒，Total Run Time 8 分 30 秒に設定する． ④酵素試液 B 0.6 ml を入れストップウォッチを用いて計測開始，同時にミキサーを用いて混和，37℃ 1 分間加温後，セルに全液を移す． ⑤試料用セルホルダにセットし③の設定にて測定を開始する．						使用する分光光度計に Kinetics mode 相当がない場合は，測定操作④にて引き続きストップウォッチを用いて 30 秒ごとに 8 分 30 秒間吸光度変化を追跡する．

結果

①各試料の 30 秒ごとの吸光度をグラフ用紙にプロットし，直線であることを確認する．

②吸光度減少速度 ΔE/min（ΔE：ΔE_0，ΔE_{10}，ΔE_{30}，ΔE_{60}，ΔE_{S1}，ΔE_{S2}）を求める．

③ΔE_0/min にて感度試験を評価する（0.00～0.01）．

④ΔE_{60}/min にて感度試験を評価する（0.01～0.06）．

⑤検量線作成：横軸（x）を濃度，縦軸（y）を吸光度減少速度として ΔE/min（ΔE：ΔE_{10}，ΔE_{30}，ΔE_{60}）をグラフ用紙にプロットする．

⑥最小二乗法により回帰式 $y=ax+b$ を算出し，検量線を⑤のグラフ用紙に描画する．

⑦⑥の回帰式を用いて，自己血清および管理血清の ΔE/min（ΔE：ΔE_{S1}，ΔE_{S2}）から各々の尿素窒素を算出する．

評価

①管理血清の BUN 濃度表示値と実際の測定値を比較する．

②各グループの管理血清測定値より平均，偏差を算出して，バラツキなどについて検討する．

③自己血清の測定値を基準値と比較検討する．

263-00985

〔追加資料〕 試薬の購入

試薬名	型番	製造元	量	価格
L-UN	A697-96	株式会社セロテック	試薬A：80 ml×2, 試薬B：29 ml×2	56,000円
尿素（試薬特級）	219-00175	富士フイルム和光純薬	500 g	1,700円
液状コントロール血清Ⅰ ワコー	418-00401	富士フイルム和光純薬	5 ml×10本	14,000円

文献：

1）浦山修ほか：最新臨床検査学講座 臨床化学検査学．医歯薬出版，2016，205～212，412～413．

2）片山善章ほか編：新版 臨床化学（第3版）．講談社サイエンティフィック，2014，152～160．

3）菅野剛史ほか：臨床検査技術学10 臨床化学（第3版）．医学書院，2009，87～90，257～259．

4）金井正光編：臨床検査法提要（改訂第33版）．金原出版，2010，423～426．

（只野智昭・狩野元成）

2 クレアチニン (creatinine ; Cre)

目的

血中のクレアチニンは，クレアチンの脱水により生成され，代謝最終産物として尿中に排泄されるが，糸球体で濾過されたクレアチニンは尿細管で再吸収されない．クレアチニンの排泄量は同一人ではタンパクの摂取量に関係なくほとんど一定で，体重にほぼ比例している．そのため腎機能の指標になる．
クレアチンは吸収されるので，通常の尿中ではほとんど見出されない．

実習前の基礎知識

①臨床的意義について述べることができる．
②クレアチニンの生体内での合成代謝について述べることができる．
③Jaffé 反応とは何かについて述べることができる．
④Jaffé 法以外の測定法について述べることができる．
⑤クレアチニンと糸球体濾過値の関係について述べることができる．

実習目標

①検量線を作成することができる．
②プール血清または自己検体（血清，尿）を用いてクレアチニン濃度を求めることができる．
③尿の検体の場合，希釈の方法ができる．

実習内容　グループ単位

クレアチニンクリアランスを求める．

①実施スケジュール（今回は行わない）
a．被検者に排尿させたのち約 500 ml の水を飲用させる．
b．約 60 分後，完全に排尿させ，正確に時刻を記録する．以後 60 分後の採尿まで排尿しないよう指示する．
c．b の排尿後 30 分経てから約 2 ml 採血する（クレアチニン測定用）．
d．b の排尿後約 60 分後に採尿すると同時に，正確な時間を記録する．
e．被検者の体重，身長および採尿時間（d と b で記録された時間の差を分で表示する）を記録し，d で採尿した尿全部を検査室へ提出する．

＊誤差の生ずる最も大きな原因は採尿の不完全によるものである．
採尿開始前の完全排尿と終了時の完全採尿を確実に行う．

②今回行う採尿（各グループ班で決めた学生の尿を使用する.）

a．実習日の朝1時限目開始前に排尿し，約300 ml の水を飲む.

b．1時限目の休み時間に完全排尿し，時刻を記録する.

c．2時限目の終了後，ハルンカップ（2個用意する）に全部採尿し，時刻を記録する.

③実験手技

a．上記学生の血清を分離後，血清クレアチニンを測定する.

b．上記学生の尿量をメスシリンダーで測定し，尿を水で100倍（または20倍）希釈したのち血清と同じ方法でクレアチニンを測定する.

④クレアチニンクリアランスの計算

a．体表面積A（m^2）を身長h（cm）と体重w（kg）からノモグラフ用いて求める.

関数電卓を用いて計算する場合にはDu Boisの計算式を用いる.

$Z = 0.425 \log w + 0.725 \log h + \log 71.84$

$A = 10^Z$

b．V＝1分間の尿量（ml/min）：全尿量を採尿時間（分）で割る.

P＝血清クレアチニン濃度（mg/dl）

U＝尿クレアチニン濃度（mg/dl）

Ccr＝クレアチニンクリアランス（ml/min）

$$Ccr = \frac{UV}{P} \times \frac{1.73}{A}$$

※1.73は日本人の平均体表面積（2001年日本腎臓学会による）

⑤結果の検討

a．得られたCcrを各グループ班で基準値と比較し検討する.

b．各グループ班のデータを比較し，Ccrについてクラス全体で検討する.

測定法

ヤッフェ（Jaffé）法（直接法-終末測定法）

基準値

クレアチニン　男：0.8～1.2 mg/dl

女：0.6～0.9 mg/dl

クレアチニンクリアランス　70～130 ml/min

測定原理

ラウリル硫酸ナトリウムによって血清タンパクを処理することにより測定への影響を抑えている．そのため除タンパクせず，アルカリ溶液中でクレアチニンをピクリン酸と反応させ，生じた橙赤色物質（クレアチニンピクレート）を測定する．次いで，酢酸により液性を酸性としてクレアチニンピクレートの呈色を消去し，クレアチニン類似物質による呈色を測定し，その差により真のクレアチニン量を求める.

263-00985

反応式

クレアチニン ＋ ピクリン酸 $\xrightarrow{\text{アルカリ性}}$ クレアチニンピクレート

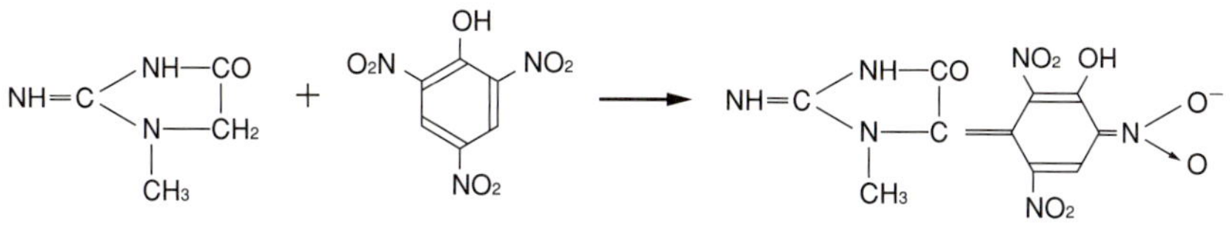

器具

・マイクロピペット（100～1000 μl 用） 適当数
・中間メスピペット（10 ml） 適当数
・ホールピペット（1，2，5，10 ml） 適当数
・メスフラスコ（100 ml） 適当数
・恒温槽 1台（5～6人のグループ班で1台）
・分光光度計 1台（5～6人のグループ班で1台）

試薬

教員が準備

①アルカリピクリン酸試液 1,500 ml 作製〔(24 ml＋α)/人×40人作製〕

ピクリン酸試液とアルカリ試液を1：1に混合する（当日）．

調製後，室温保存で2週間安定である．

A．ピクリン酸試液（21.8 mmol/l ピクリン酸，111 mmol/l ラウリル硫酸ナトリウム含む） 750 ml 作製

ピクリン酸 3.75 g を純水に溶解後，ラウリル硫酸ナトリウム 24 g を入れ，750 ml にする．

B．アルカリ試液（160 mmol/l 水酸化ナトリウム） 750 ml 作製

水酸化ナトリウムを 4.8 g 純水に溶解し 750 ml にする．

②酢酸試液（10.5 mol/l） 20 ml 作製

市販の酢酸 12 ml を純水に入れ，20 ml にする．

③クレアチニン標準原液（100 mg/dl）

クレアチニン 100 mg を 0.1N HCl に溶かしてメスフラスコで 100 ml にする．

④クレアチニン標準液（10 mg/dl）

クレアチニン標準原液をホールピペットで 10 ml とり，メスフラスコで 100 ml にする．

＊①ピクリン酸試液および調製したアルカリピクリン酸試液は，冷蔵保存した場合に結晶を析出することがある．その場合は測定前に加温して結晶を溶解する．
②ピクリン酸試液，アルカリ試液および調製したアルカリピクリン酸試液は皮膚や目につけないように注意する．もし誤って触れたときは，ただちに大量の水で洗浄する．

＊水酸化ナトリウムは潮解性があるので，作製中にこぼしたとき，決して素手でさわらない．

検体

・血清（学生）
・尿（学生）

263-00985

方法

個人で行う．

①検量線作成法

・**表Ⅶ-2** に従って，基準液を蒸留水またはイオン交換水で希釈する．

・これを試料として用い，操作法に従う．

表Ⅶ-2

No.	①	②	③
10 mg/dl クレアチニン標準液（ml）	1.0	1.0	原液
水（ml）	9.0	1.0	
濃度（mg/dl）	1	5	10

操作

No.			試薬盲検（B）	検量線（Std）	検体（Smp）	操作法のポイント
1	試料	水（ml）	0.2			
		標準液（ml）		0.2		表Ⅶ-2 よりNo.①～③の各濃度をそれぞれ採取する
		血清あるいは *100 倍希釈尿（ml）			0.2	*尿について 20 代の健康な人は 20 倍希釈とする
2	アルカリピクリン酸試液（ml）		3.0	3.0	3.0	クレアチニンピクレートを生成させる
3	インキュベーション		よく混和し，37℃で 20 分間加温する			
4	吸光度測定（E_1）		室温に戻したのち，60 分以内に水を対照として 510 nm で吸光度を測定する			
5	酢酸試液		3 滴	—	3 滴	クレアチニンピクレートの発色を消失させる
6	吸光度測定（E_2）		よく混和し，室温で 10 分間放置する．水を対照として 510 nm で吸光度を測定する			

結果

①検量線作成：縦軸に吸光度，横軸に濃度をとり，グラフを書く．

②作成した検量線から，検体の吸光度に相当するクレアチニン濃度を求める．

③計算式から求める：

クレアチニン濃度(mg/dl) =

$$\frac{\text{検体の吸光度}\left[(\mathrm{Smp}E_1-\mathrm{B}E_1)-(\mathrm{Smp}E_2-\mathrm{B}E_2)\right]}{\text{標準液の吸光度}(\mathrm{Std}E_1-\mathrm{B}E_1)}\times\text{標準液濃度}$$

$\times$希釈倍数

263-00985

評価 ①各自測定した結果について，基準値と比較し，グループ班で検討する．

〔追加資料〕 試薬の購入

試薬名	分子量 化学式	購入先	量	金額 (円)	備考
ピクリン酸	229.1 $C_6H_3N_3O_7$		25 g	1,000	
水酸化ナトリウム(一級)	40.0 NaOH	富士フイルム和光純薬	500 g	700	
酢酸（一級）	60.1 CH_3COOH	富士フイルム和光純薬	500 ml	680	
ラウリル硫酸ナトリウム(一級)	288.38 $CH_3(CH_2)_{11}OSO_3Na$	富士フイルム和光純薬	25 g	800	

文献：
1) 筒井高紀ほか：ラウリル硫酸ソーダを利用した血清クレアチニン直接測定法．臨床病理，19（補冊総会号）：324, 1971.
2) Folin, O. & Wu, H.：*J Biol Chem*, 38：81, 1919.
3) 大澤　進：*Medical Technology*，10（7）：575～578，1982.

（伊藤昭三）

3 尿酸 (uric acid；UA)

目的

尿酸（UA，$C_5H_4N_4O_3$）は分子量 168 で溶解度は小さく，アルカリ性で強い還元力をもつ物質であり，プリン体の最終代謝産物として尿中に排泄される．肝臓・筋肉・骨髄などの体細胞の分解に由来するが，体外からの肉食によって取り込まれた核酸の分解によっても生成する．尿酸塩の溶解度は約 7.0 mg/dl で飽和するとされ，そのほとんどはタンパク質と結合している．高濃度になると，関節腔・組織などへの沈着により痛風結節や腎障害を引き起こすことになる．還元力測定による Folin 法，酵素法ではウリカーゼ法，紫外部吸光法，カタラーゼ法，POD 法があり，POD 法は還元物質による負誤差の問題もあるが，最も一般的に測定に利用されている方法である．
本実習では，最大吸収波長の確認（測定波長の設定），第 2 試薬添加後のタイムコースから反応終点までの時間を確認し，測定条件の設定を行い試料の測定を行う．また，各自の測定結果から SDI を求め，評価する．

実習前の基礎知識

①臨床的意義について述べることができる．
②生体内での役割について述べることができる．
③ウリカーゼ・POD 法以外の測定法について述べることができる．
④核酸の合成過程，分解過程について述べることができる．
⑤尿酸の測定値に影響を与える因子について述べることができる．

実習目標

①酵素的測定法について理解し，試薬を調製することができる．
②反応終点での吸収曲線について理解し，測定波長の設定ができる．
③エンドポイント法の測定時間について理解し，測定時間の設定ができる（タイムコース）．
④同一試料測定での各自測定の試料濃度の評価ができる．

実習内容　グループ単位

①検体準備，試薬調製→操作→結果→評価．

②検体準備，市販管理試料を溶解.
③吸収曲線の確認→測定波長の設定.
④タイムコース：標準液，血清試料のタイムコースの確認→反応時間の設定.
⑤設定条件で試料を測定し，計算により濃度を求める.

測定法

ウリカーゼ・POD 法

基準範囲

血中尿酸値[1]　成人男性：3.7〜7.8 mg/dl（220〜464 μmol/l）
成人女性：2.6〜5.5 mg/dl（155〜327 μmol/l）

測定原理

尿酸をウリカーゼで酸化し，過酸化水素とアラントインを生成させる．過酸化水素はペルオキシダーゼによって4-アミノアンチピリンと *N*-(2-ヒドロキシ-3-スルホプロピル)-3,5-ジメトキシアニリン〔HDAOS〕を酸化縮合させ，生成したキノン色素で比色定量する.

反応式

$$尿酸 + O_2 + 2H_2O \xrightarrow{ウリカーゼ} アラントイン + CO_2 + H_2O_2$$

$$H_2O_2 + 4\text{-}AAP + HDAOS \xrightarrow{POD} キノン色素（\lambda_{max}：583\ nm）$$

器具

・試薬調製用器具一式
・マイクロピペット（50 μl）　適当数
・中間目盛メスピペット（2 ml）　適当数
・分光光度計　1台（各グループ単位）
・ストップウォッチ　適当数

試薬

クラス単位で調製

①BES 液（0.1 mol/l）
BES〔*N*,*N*-ビス(2-ヒドロキシエチル)-2-アミノエタンスルホン酸〕21.3 g を精製水で溶解し，1,000 ml とする.

②水酸化ナトリウム液（0.1 mol/l）
4 g の水酸化ナトリウムを精製水で溶解し，1,000 ml とする.

③グッド緩衝液（pH7.0）
0.1 mol/l BES 液の 25 容に対して 0.1 mol/l 水酸化ナトリウム溶液を 10 容の比率で加え，pH を 7.0 に調整する.

④ *N*-(2-ヒドロキシ-3-スルホプロピル)-3,5-ジメトキシアニリン〔HDAOS〕液（0.74 mmol/l）
232 mg の HDAOS をグッド緩衝液で溶解し，1,000 ml とする.

263-00985

⑤4-アミノアンチピリン〔4-AAP〕液（2.5 mmol/l）

4-アミノアンチピリン 508 mg をグッド緩衝液で溶解し，1,000 ml とする．

⑥第 1 試薬

ペルオキシダーゼ 3.5 U/ml を HDAOS 液に溶解し，冷蔵保存する．

⑦第 2 試薬

ウリカーゼ 1.3 U/ml を 4-AAP に溶解し，冷蔵保存する．

⑧標準液原液（1.0 mg/ml，5.9 mmol/l）

炭酸リチウム 0.7 g を約 60℃の 150 ml の精製水で溶解し，尿酸 1.0 g を加えて加温溶解し，溶液を室温に戻し，塩酸を加え pH8～9 に調整し，精製水で 1,000 ml とする．

⑨標準液（10 mg/dl）

標準液原液をホールピペットで 10 ml とり，100 ml のメスフラスコにて精製水で 100 ml とする．

検体

市販の管理血清を使用する（normal，abnormal の 2 種を利用）．

操作方法

	試薬盲検	標準液	検体	操作のポイント
精製水	50 μl			通常は 37℃で反応を行うが本実習では室温での反応とする． アスコルビン酸オキシダーゼ添加試薬の場合，第 1 試薬添加後の加温が必要となるが，本実習では続けて第 2 試薬を添加する． 第 2 試薬添加直後から 1 分間隔で吸光度を測定する．
標準液		50 μl		
試料			50 μl	
第 1 試薬	2.0 ml	2.0 ml	2.0 ml	
37℃，5 分，加温				
第 2 試薬	0.5 ml	0.5 ml	0.5 ml	
37℃，5 分，加温 室温に戻して，試薬盲検を対照に設定吸収波長で吸光度測定				

・本法の反応で 10 mg/dl 標準液の吸光度は約 0.100 である．血清を測定対象とする場合は，試料量を 2～4 倍するとよい

①測定波長の確認

全操作を室温での反応とし，第 2 試薬添加後の時間を十分にとった測定溶液（試薬盲検・標準液・検体）を，精製水を対照として 500～650 nm（10 nm ごと）の吸光度を測定し最大吸収波長を求め，これを測定波長とする．

②測定時間の確認（タイムコース）

決定した測定波長において，試薬盲検，標準液，検体それぞれの吸光度変化の測定（タイムコースの確認）を行い，反応終了時間を確認し，反応時間の条件を設定する．

③測定試料を各自で測定し，計算により尿酸濃度を求める．

263-00985

結果 ①測定された結果から計算により濃度を求める．

$$UA(mg/dl) = \frac{血清の吸光度}{標準液の吸光度} \times 10(mg/dl)$$

②SDI（standard deviation intervals）

$$SDI = \frac{各自の測定値—平均}{全測定値の標準偏差}$$

評価 ①現在，4-AAP をカップラー，フェノールを水素供与体とする反応は多く検討され，最近ではフェノール系以外で，本実習での HDAOS や TOOS，ESPT，EMSE，HMMPS などが尿酸の測定試薬で市販されている．これらを使用しての測定波長は一般的に 600 nm 前後であり，このことの測定系でのメリットについて考察しなさい．

②エンドポイントアッセイに影響を与える因子について考察しなさい．

③各自の試料測定値の SDI から各自の評価を行い，問題点について考察しなさい．

〔追加資料〕 試薬の購入

試薬名	分子量 化学式	購入先	量	金額（円）	備考
N,N-ビス(2-ヒドロキシエチル)-2-アミノエタンスルホン酸〔BES〕	213.25 $C_6H_{15}NO_5S$	富士フイルム和光純薬	100 g	9,000	21.3 g/1,000 ml
NaOH					
N-(2-ヒドロキシ-3-スルホプロピル)-3,5-ジメトキシアニリン〔HDAOS〕	313.3 $C_{11}H_{16}NO_6SNa$	同仁化学研究所	1 g	10,000 程度	0.232 g/1,000 ml
4-アミノアンチピリン	203.24 $C_{11}H_{13}N_3O$	富士フイルム和光純薬	25 g	4,850	101.6 mg/200 ml
ウリカーゼ		富士フイルム和光純薬	100 unit	11,000	260 U 分/200 ml
ペルオキシダーゼ		富士フイルム和光純薬	10,000 unit	4,000	3,500 U 分/1,000 ml
炭酸リチウム	73.89 Li_2CO_3	富士フイルム和光純薬	25 g	2,050	0.7 g/1,000 ml
尿酸	168.11 $C_5H_4N_4O_3$	富士フイルム和光純薬	25 g	4,000	1.0 g/1,000 ml

・「備考」欄に 1 回の実習 40 人分に必要な試薬量を計算した
・40 人の実習で第 1 試薬 1,000 ml，第 2 試薬 200 ml で十分量なのでこの量で計算
・各メーカーより UA 測定試薬は市販されているが，自動分析用がほとんどであり，量的に少なく，用手法での実習には不向きである．また，各メーカーにより共存物質による影響の回避のための試薬添加があり，学生実習として干渉物質の影響試験などを行う場合では影響回避のための添加物質や量が明確でないため，本実習試薬を調製しこれをベースとして回避物質の添加を行うことが望ましい
・測定にマイクロセルを用いることで半量法による測定が可能である
・HDAOS に変えて TOOS，ESPT，EMSE，HMMPS での調製も可能である．また，グッド緩衝液に変えてリン酸緩衝液での調製も可能である．水素供与体，緩衝液を変更することで測定の条件（反応時間など）が変化するが，本実習の目的として行うことと合致するので特に問題はない
・水素供与体
　HDAOS：*N*-(2-ヒドロキシ-3-スルホプロピル)-3,5-ジメトキシアニリン
　TOOS（EHSPT）：*N*-エチル-*N*-(2-ヒドロキシ-3-スルホプロピル)-*m*-トルイジン
　ESPT：*N*-エチル-*N*-スルホプロピル-*m*-トルイジン
　EMSE：*N*-エチル-*N*-(3-メチルフェニル)-*N*'-サクシニルエチレンジアミン
　HMMPS：*N*-(3-スルホプロピル)-3-メトキシ-5-メチルアニリン

文献：
1）戸塚実ほか：最新臨床検査学講座/臨床化学検査学．医歯薬出版，2018，217.

（川口克彦）

4 ビリルビン (bilirubin；Bil)

目的

主として，赤血球のヘモグロビンからつくられるビリルビンは，アルブミンと結合して肝臓に運ばれ，グルクロン酸と抱合して，胆汁中に排泄される．ビリルビンが胆汁の成分になる流れのなかのどこかに異常があれば，血液中にビリルビンがあふれ出る．ビリルビン色素が多くなると黄疸が認められる．このため，肝機能検査や黄疸の種類を検討する検査として用いられている．

本実習では，抱合型（直接）ビリルビンと非抱合型（間接）ビリルビンのジアゾ反応の違いを理解することを目的とする．

実習前の基礎知識

①臨床的意義について述べることができる．
②ビリルビンの代謝経路について述べることができる．
③本実習以外の測定法について述べることができる．
④抱合型（直接）ビリルビンと非抱合型（間接）ビリルビンの違いを述べることができる．
⑤ジアゾ反応における反応促進剤について述べることができる．
⑥ビリルビンの分類について述べることができる．

実習目標

①ビリルビン標準液の調製方法を理解することができる．
②標準液の希釈方法を理解し，検量線を作成することができる．
③間接ビリルビンのジアゾ反応において，反応促進剤の必要性を理解することができる．
④プール血清を用いて総ビリルビン濃度および直接ビリルビン濃度を求めることができる．
⑤得られた値を基準値と比較して検討する．

実習内容　個人で行う

①試薬調製→操作→結果→評価．
②検量線を作成し，濃度を求める．

263-00985

測定法 ミカエルソン（Michaëlsson）法（アルカリアゾビリルビン法）

基準値

総ビリルビン	0.3～1.0 mg/dl
直接ビリルビン	0.1～0.4 mg/dl
間接ビリルビン	0.1～0.7 mg/dl

測定原理 スルファニル酸と亜硝酸ナトリウムを塩酸酸性下で生成させたジアゾ化スルファニル酸（ジアゾ試薬）はビリルビンの活性メチレン基に作用して，2種類の赤色のアゾビリルビンを生成する．間接ビリルビンは反応促進剤としてダイフィリンを用いる．それぞれ形成されたアゾビリルビンは非常に不安定なため，L-システインを加えてジアゾ反応を停止させたあと，フェーリング試薬（酒石酸カリウムナトリウム＋水酸化ナトリウム）を加えてアルカリ性にすると，測定感度が上昇し青色のアルカリアゾビリルビンを生成するので，これを 600 nm で比色測定する．

反応式

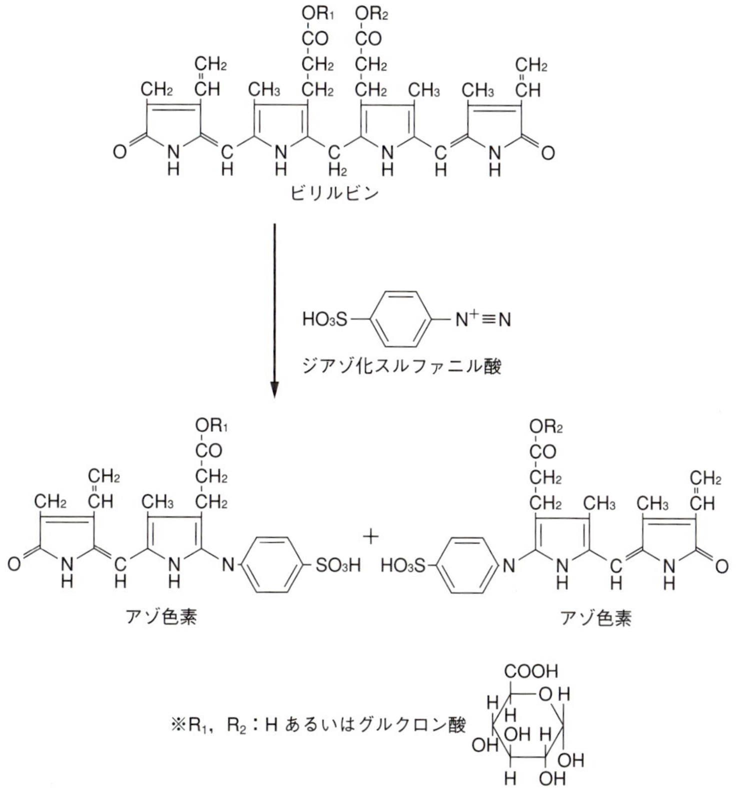

263-00985

器具

・マイクロピペット（100 μl，200 μl，1,000 μl） 適当数（各グループ単位）
・中間メスピペット（5 ml） 適当数
・恒温水槽（25℃） 1台（各グループ単位）
・分光光度計 1台（各グループ単位）

試薬

クラス単位で調製

①ダイフィリン試薬 100 ml 調製
ダイフィリン4 g と安息香酸ナトリウム8 g を50～60℃に加温した精製水60 ml に溶解し，冷却後，酢酸ナトリウム三水和物12.5 g を加えて溶解する．精製水で100 ml とする．室温で2カ月安定.

②ジアゾA液 100 ml 調製
スルファニル酸1 g を適量の精製水に溶解し，1N 塩酸を18 ml 加え，精製水で全量100 ml とする．室温で数カ月安定.

③ジアゾB液 20 ml 調製
亜硝酸ナトリウム0.5 g を精製水に溶解し，全量100 ml とする．褐色ビンに入れ冷蔵庫に保存する．2週間ごとに新調する.

④ジアゾ試薬 グループ班ごとに用時8.2 ml 調製
A液8 ml にB液0.2 ml を加える．調製後30分以内に使用する.

⑤L-システイン液 グループ班ごとに用時10 ml 調製
L-システイン塩酸塩250 mg に精製水10 ml を加えて溶解する．調製後15分以内に使用する.

⑥フェーリングⅡ液 500 ml 調製
水酸化ナトリウム50 g を500 ml のビーカーにとり，250 ml の精製水を加えて溶解する．放置して室温に戻し，これに酒石酸カリウムナトリウム62.5 g を加え溶解する．メスシリンダーに移し，精製水を加えて全量を500 ml とする．室温で数カ月安定.

⑦5.5 g/dl ウシ血清アルブミン溶液 100 ml 調製
ウシ血清アルブミン5.5 g を100 ml のメスフラスコにとり，約80 ml の生理食塩液を加えて，泡が立たないように静かに混和して溶解後，生理食塩液で100 ml とする.

⑧0.1M 炭酸ナトリウム水溶液 100 ml 調製
炭酸ナトリウム1.06 g を秤量し，精製水を加えて溶解後，全量を100 ml とする.

⑨0.1N 塩酸溶液

⑩標準液（10 mg/dl） 100 ml 調製
100 ml のメスフラスコにジメチルスルホキシド（DMSO）1 ml を入れ，これに10 mg のビリルビン結晶を精密に秤量して加える．このときは濁りを生じるが，4 ml の0.1M 炭酸ナトリウム水溶液を加えると完全に溶解する．これにアルブミン溶液80 ml を泡が立たない

263-00985

ように静かに加え，続いて 0.1N 塩酸溶液 4 ml を混合しながら滴下して中和後，アルブミン溶液で 100 ml とする．－20℃で約 1 カ月保存可能．

検体

・血清：市販の管理血清を利用

方法

＜検量線作成＞ 学生個人が作成

①**表Ⅶ-3** に従って基準液を 5.5 g/dl ウシ血清アルブミン溶液で希釈する．

②これを試料として用い，操作法に従う．

表Ⅶ-3

No.	①	②	③	④
10 mg/dl ビリルビン標準液（ml）	0.1	0.1	0.1	原液
5.5 g/dl ウシ血清アルブミン溶液（ml）	0.7	0.3	0.1	
濃度（mg/dl）	1.25	2.5	5.0	10.0

操作法

No.			試薬盲検 (B)	検量線 (Std)	検体		操作法のポイント
					総ビリルビン (TB)	直接ビリルビン (DB)	
1	試料	5.5 g/dl アルブミン溶液（ml）	0.1				
		標準液（ml）		0.1			表 Ⅶ-3 より No. ①～④の各濃度をそれぞれ採取する
		血清（ml）			0.1	0.1	
2	精製水（ml）		0.5	0.5	0.5	0.5	
3	ダイフィリン試薬 (ml)		1.0	1.0	1.0		間接ビリルビンの反応を促進させる
4	ジアゾ試薬（ml）		0.2	0.2	0.2	0.2	ジアゾビリルビンの赤色を観察する
5	混和し，25℃の恒温水槽に 15 分間放置する						遮光，温度に注意
6	L-システイン液 (ml)		0.1	0.1	0.1	0.1	ジアゾ反応停止
7	ダイフィリン試薬 (ml)					1.0	
8	フェーリングⅡ液 (ml)		1.0	1.0	1.0	1.0	青色のアルカリアゾビリルビンの生成
9	吸光度測定		精製水を対照として 600 nm で吸光度を測定する				

結果

①検量線作成：縦軸に吸光度，横軸に濃度をとり，グラフを描く．
②作成した検量線から，総ビリルビンおよび直接ビリルビン濃度を求める．
③計算式から求める．

評価

①各自の測定した結果について，基準値と比較し，グループ班で検討する．

〔追加資料〕 試薬の購入

試薬名	メーカー	量	単価
ビリルビン	Sigma	100 mg	3,000 円
ダイフィリン	東京化成	25 g	2,300 円
L-システイン塩酸塩一水和物		5 g	1,100 円
スルファニル酸		25 g	1,000 円
亜硝酸ナトリウム		25 g	900 円
水酸化ナトリウム		500 g	720 円
酒石酸カリウムナトリウム		500 g	2,400 円
酢酸ナトリウム三水和物		500 g	1,050 円
炭酸ナトリウム		500 g	1,100 円
安息香酸ナトリウム		500 g	1,900 円
ジメチルスルホキシド		500 g	1,400 円

文献：
1）*Medical Technology*, 11（11）：1079～1086, 1983.
2）検査と技術，25（1）：13～20，1997.
3）分析ライブラリー 3　臨床化学分析Ⅱ．東京化学同人，1979，272～274.

（佐藤　剛）

263-00985

Ⅷ
酵素

1 酵素活性の測定

1 アルカリホスファターゼの K_m 値測定（K_m value of ALP）

目的

アルカリホスファターゼ測定法（4-NPP・EAE 法）である 4-ニトロフェニルリン酸基質（4-NPP）と 2-エチルアミノエタノール（EAE）緩衝液を用いて健常者プール血清の K_m 値を求める．K_m 値は Lineweaver-Burk プロット，Hanes-Woolf プロット，Eadie-Fofstee プロット図でそれぞれ求め，K_m 値を比較する．得られた K_m 値で ALP 酵素活性測定に最適な基質終濃度を求める．

実習前の基礎知識

①酵素の K_m 値の求め方の方法とその特徴について述べることができる．
② K_m 値を測定するときの測定条件と変動因子について述べることができる．
③ K_m 値を用いての酵素活性測定条件を Michaelis-Menten の式から述べることができる．
④酵素的測定法での終点分析と速度分析における K_m 値との関係を述べることができる．

実習目標

① K_m 値を得る各種作図法と文献から ALP の K_m 値を調べることができる．
② K_m 値を求めるための試薬作製と測定条件を設定することができる．
③ K_m 値から酵素活性測定条件を設定することができる．
④ K_m 値から酵素的測定法の測定条件を設定することができる．

実習内容

ヒトプール血清を用いて ALP の K_m 値を求める．

①Michaelis-Menten の式からの K_m 値を求める方程式とその特徴を調べる．
　a．Lineweaver-Burk プロット
　b．Hanes-Woolf プロット

c．Eadie-Fofstee プロット

②4-NPP・EAE 法の試薬組成と操作法を調べる．

③4-NPP・EAE 法におけるヒト血清の K_m値を調べる．

④実験手技

a．4-NPP・EAE 法の試薬組成に従い，緩衝液を作製する．

b．K_m値の基質濃度を中心に 5 濃度の各基質溶液を作製する．

c．ヒトプール血清と生理食塩水で 2 倍希釈したプール血清を試料とする．

d．各基質濃度で試料の初期反応速度（吸光度変化量）を測定する．

⑤K_m値

a．得られた吸光度変化量と基質濃度から各種作図法で K_m値を求める．

⑥結果の検討

a．各種作図法から得られた K_m値を検討する．

b．4-NPP・EAE 法でのヒトプール血清の K_m値 1.35mmol/l と得られた結果を検討する．

c．得られた K_m値から ALP 最大反応速度の 90%が得られる最終基質濃度を Michaelis-Menten の式から計算する．

d．各グループ班で得られた K_m値を比較し，クラス全体で検討する．

測定法

4-NPP・EAE 法；4-nitrophenylphosphate-2-ethylaminoethanol method

基準範囲

4-NPP・EAE 法：80～260 U/l（30℃）
115～359 U/l（37℃）

酵素由来	K_m値（mmol/l）
ヒト血清	1.35
ヒト肝臓	1.40
ヒト骨	1.30
ヒト小腸	1.50
ヒト胎盤	0.80

測定原理

血清中の ALP は，4-ニトロフェニルリン酸（4-NPP）に作用して 4-ニトロフェノールを遊離する．種々の 4-NPP 基質濃度での酵素水解により生成する 4-ニトロフェノールを 405 nm にて，その初期生成速度を測定して血清中 ALP の K_m値を求める．本酵素はモノリン酸エステルの水解と同時に生成したリン酸転移作用もあり，受容体である緩衝液の種類により活性速度と K_m値が変わる．また，活性化剤として Mg イオンが必要である．

反応式

〈ALPの加水分解活性〉

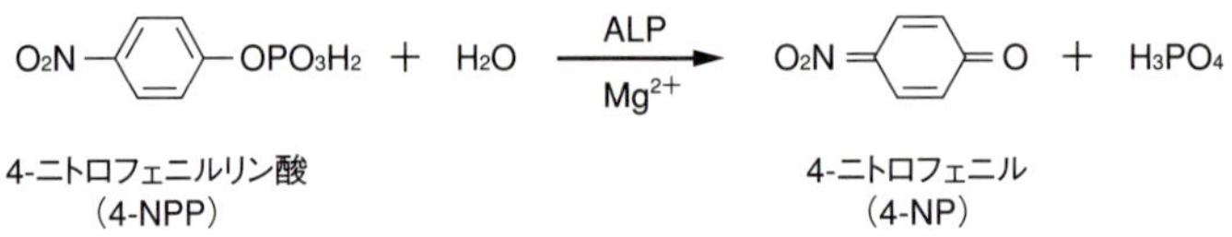

$O_2N-C_6H_4-OPO_3H_2 + H_2O \xrightarrow[Mg^{2+}]{ALP} O_2N-C_6H_4-O + H_3PO_4$

4-ニトロフェニルリン酸　　　　　　　　　　　　　　4-ニトロフェニル
（4-NPP）　　　　　　　　　　　　　　　　　　　　（4-NP）

〈ALPのリン酸基転移活性〉

$O_2N-C_6H_4-OPO_3H_2 + HN\begin{cases}CH_2CH_2OH\\CH_2CH_3\end{cases} \xrightarrow[Mg^{2+}]{ALP} O_2N-C_6H_4-O + HN\begin{cases}CH_2CH_2OPO_3H_2\\CH_2CH_3\end{cases}$

4-ニトロフェニルリン酸　　エチルアミルエタノール　　　　　4-ニトロフェニル　　エチルアミルエタノールリン酸
（4-NPP）　　　　　　　　（EAE）　　　　　　　　　　　　（4-NP）　　　　　（EAE-リン酸）

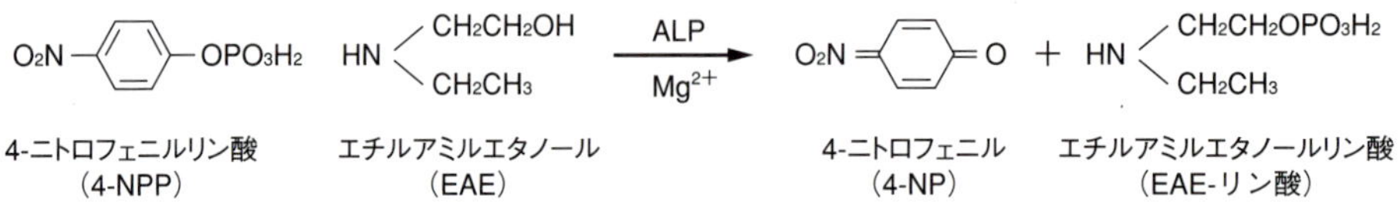

器具　4人グループでの実験器具

・マイクロピペット（10～50 μl 用）　10 個/40 人
・中間メスピペット（5 ml）　10 個/40 人
・中間メスピペット（2 ml）　10 個/40 人
・ホールピペット（2 ml）　20 個/40 人
・ホールピペット（4 ml）　10 個/40 人
・ホールピペット（10 ml）　1 個
・メスフラスコ（1,000 ml）　1 個
・メスフラスコ（100 ml）　1 個
・ビーカー（1,000 ml）　1 個
・恒温槽　10 台（4 人で 1 台）
・分光光度計　10 台（4 人で 1 台）

試薬

① pH9.87 2-ethylaminoethanol（EAE）・塩酸緩衝液

EAE（液体）90.0 g を 1,000 ml のビーカーで秤量し，冷精製水約 500 ml を加える．このビーカーを氷水中で冷やしながら，2 mol/l 塩酸約 270 ml を攪拌しながら加える．
50.5 mmol/l の塩化マグネシウム溶液を 10.0 ml 加える．
ビーカー溶液を 30℃に保ちながら，pH9.87 となるように 2M 塩酸溶液，約 280 ml で調整する．1,000 ml のメスフラスコに移し，精製水で溶液の全量を 1,000 ml とする．

② 75.75 mmol/l 4-NPP-EAE 基質緩衝液

4-ニトロフェニルリン酸・6H$_2$O 2.811 g を 100 ml のメスフラスコに入れ，EAE・塩酸緩衝液で溶解し，全量を 100 ml とする．

③ 基質希釈系列

ホールピペット 4 ml の EAE 緩衝液とホールピペット 2 ml 基質緩

衝液を混合して，25.25 mmol/l 基質希釈原液 A を作製する．

基質希釈原液 A の 2.0 ml を緩衝液 2.0 ml で B 基質希釈液を作製し，これを緩衝液で倍々希釈し，**表VIII-1** の容量比率で B～E の 5 希釈系列を作成する．

表VIII-1

希釈系列	A	B	C	D	E
基質濃度（mmol/l）	25.25	12.63	6.32	3.16	1.58
EAE 緩衝液（ml）	4.0	2.0	2.0	2.0	2.0
基質希釈液（ml）	2.0	2.0	2.0	2.0	2.0
反応液基質最終濃度（mmol/l）	5.00	2.50	1.25	0.63	0.32

検体

・ヒトプール血清（学生）

・2 倍生食希釈ヒトプール血清

方法

2 つのプール血清について各基質濃度での初期反応速度を 405 nm で計測し，Lineweaver-Burk プロットを用いて基質濃度と反応速度から 2 つの直線を引き，その交わる交点から K_m 値を求める．また，その他の作図法でも K_m 値を求める．

操作

下記の操作法でヒトプール血清と 2 倍生食希釈ヒトプール血清の反応速度を計測する．

試薬名	ヒトプール血清	試薬ブランク（精製水）
緩衝液（ml）	2.00	2.00
検体（μl）	25	25
30℃で 5 分間，予備加温		
A～E 各基質緩衝液（ml）	0.50	0.50
基質緩衝液添加後，30℃で 1 分間放置し，その後 405 nm で吸光度変化を 2 分間測定		

各基質濃度の吸収度変化量は試薬ブランクの変化量を差し引いて求める

反応タイムコースが直線であることを確認する．

結果

①反応液の基質最終濃度 [S] とその反応速度 v（吸光度/2 分間）から，1/[S] と 1/v を計算し，グラフを書く．

②作成した Lineweaver-Burk プロットの図から K_m 値を求める．

③他の作図法についても K_m 値を求める．

評価
①各自測定した結果について臨床化学会勧告法のK_m値と比較し，グループ班で検討する．
②各種作図法でのK_m値について比較し，グループ班で検討する．

〔追加資料〕 試薬の購入

試薬名	分子量 化学式	購入先	量	金額 （円）	備考
2-(エチルアミノ)エタノール	89.14 $C_4H_{11}NO$	富士フイルム和光純薬	25 g×4 本	8,800	90 g/l
塩酸	36.46 HCl	富士フイルム和光純薬	500 ml	1,200	2 mol/l 濃度塩酸水溶液 約 280 ml（塩酸 6 倍希釈）
塩化マグネシウム・6水和物	203.30 $MgCl_2 \cdot 6H_2O$	富士フイルム和光純薬	25 g	750	103 mg/10 ml （50.5 mmol/l）
4-ニトロフェニルリン酸2ナトリウム・6水塩	371.14 $O_2NC_6H_4OPO(ONa)_2 \cdot 6H_2O$	富士フイルム和光純薬	5 g	2,400	2.811 g/dl

図Ⅷ-1　Km 値を求める各プロット図と方程式

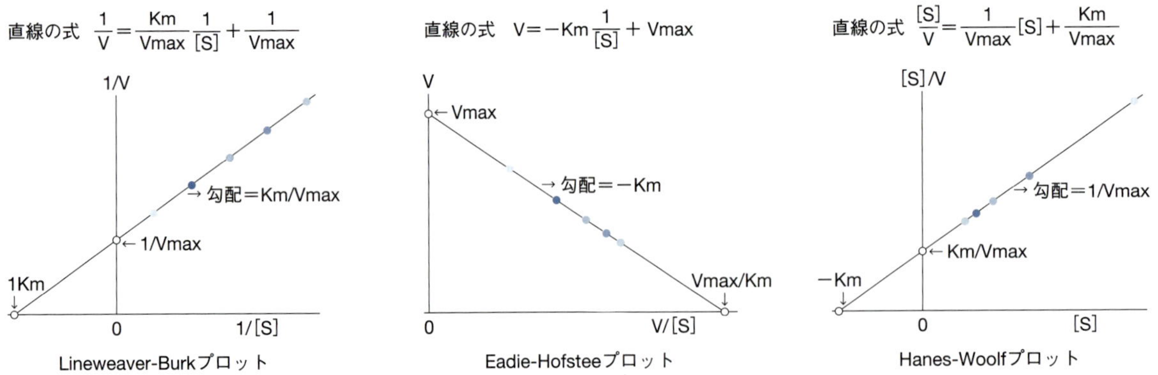

直線の式　$\dfrac{1}{V} = \dfrac{Km}{Vmax}\dfrac{1}{[S]} + \dfrac{1}{Vmax}$

Lineweaver-Burkプロット

直線の式　$V = -Km\dfrac{1}{[S]} + Vmax$

Eadie-Hofsteeプロット

直線の式　$\dfrac{[S]}{V} = \dfrac{1}{Vmax}[S] + \dfrac{Km}{Vmax}$

Hanes-Woolfプロット

文献：
1) 降矢 震，降矢 瑩：酵素測定の基本．臨床病理臨時増刊特集 29 号：1～28，1977．
2) 大澤 進：Ⅲ 酵素反応の基礎．臨床病理レビュー特集 128 号　臨床検査 Yearbook 2004，25～28，2004．
3) 中 甫：K_mとV_{max}の求め方．*Medical Technology*，7：345～351，1979．

（大澤　進）

2 乳酸デヒドロゲナーゼ (lactate dehydrogenase；LD)

目的

乳酸デヒドロゲナーゼ（乳酸脱水素酵素：LD）は全身の細胞に存在し，NADHを補酵素としてピルビン酸から乳酸を生成する反応を可逆的に触媒する酵素である．解糖系の最終段階に位置し，無酸素の条件下でのエネルギー産生に重要な働きをしている．血清LD活性の上昇はそれぞれの臓器の細胞破壊により血液中に逸脱してくるもので，組織傷害の程度を示す．しかし全身に分布するため，LD活性の測定は診断や経過観察には参考になるが，疾患特異性は低いのが特徴である．白血病・悪性腫瘍・溶血性貧血・心筋梗塞・骨格筋疾患などで上昇する．5種のアイソザイムが存在する．LD_1，LD_2は主として心・腎・赤血球に由来し，LD_4，LD_5は肝・骨格筋に由来するため，アイソザイムの分画測定が由来臓器の推測に有用である．

本実習ではJSCC（日本臨床化学会）常用基準法による健常者血清中のLD活性の測定方法について学ぶ．

実習前の基礎知識

①LDの反応を述べることができる．
②生体内のLDの役割について述べることができる．
③生理的変動要因について述べることができる．
④臨床的意義について述べることができる，
⑤測定法についての概略を述べることができる．

実習目標

①反応緩衝液を正確に調製することができる．
②プール血清・自己血清・管理血清を用いてLD活性値を求めることができる．
③予備加温や放置加温における時間と反応について理解することができる．
④吸光度変化率から酵素活性値を計算により求めることができる．

実習内容 グループ単位

①検体準備→試薬調製→操作→結果→評価．
②血清と反応試薬Ⅰを予備加温後，反応試薬Ⅱを加えて反応を開始する．

263-00985

③反応試薬Ⅱ添加後の lag phase を確認し，1分間放置の吸光度変化を測定する．
④計算式を用いて検体の活性値を求める．

| 測定法 | JSCC 常用基準法 |

| 基準値 | 健常成人　110〜210 U/l（1,850〜3,500 nkat/l） |

| 測定原理 | 本反応は乳酸からピルビン酸への反応（L→P）に基づいている．ピルビン酸から乳酸への反応（P→L）に比較して測定機器の制限が緩やかであることや，反応が直線的に進行すること，内因性ピルビン酸消去のための予備加温が必要ないこと，そして乳酸に対するLDの K_m 値は LD_1 と LD_2 とでは大きな差がないことが特徴である． |

| 反応式 | |

$$\text{L-乳酸} \underset{\substack{\uparrow \\ pH7.2 \\ NAD^+ \quad NADH + H^+}}{\overset{\substack{NAD^+ \quad NADH + H^+ \\ pH8.8 \\ \downarrow}}{\rightleftarrows}} \text{ピルビン酸}$$

| 器具 | ・試薬調製器具一式
・マイクロピペット（100〜1,000 μl）
・中間目盛メスピペット 2 ml
・メスフラスコ
・恒温槽
・分光光度計（恒温槽つき）
・ストップウォッチ |

| 試薬 | ①試薬Ⅰ（390 mmol/l DEA，78 mmol/l 乳酸，pH8.8，30℃）
　ジエタノールアミン（DEA：$C_4H_{11}NO_2$，分子量 105.1）40.1 g を約 700 ml 精製水に溶解し，1 mol/l HCl 190 ml を少しずつ加えて攪拌する（pH は約 9.0）．30℃に保ちながら L(+)-乳酸リチウム（分子量 96.01）7.49 g を加えて溶解後，30℃で pH8.8±0.05 に調整して全量を 1,000 ml とする（20℃）．
②試薬Ⅱ（16.38 mmol/l NAD⁺ free acid，35.62 mmol/l NAD⁺ Li salt 溶液）
　約 60 ml の精製水に NAD⁺ free acid（分子量 663.4）1.09 g と NAD⁺Li 2H₂O（分子量 705.40）2.51 g を少量ずつ加えて40℃で溶 |

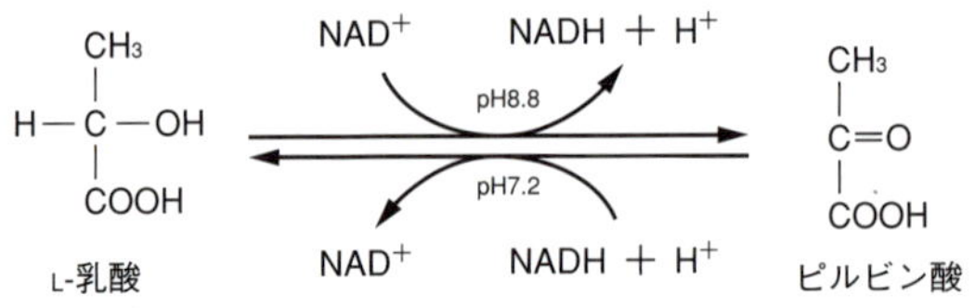

解し，全量を100 ml とする（20℃）．

試薬組成と濃度

	組成	濃度	終濃度
試薬Ⅰ	pH（30℃） DEA-HCl L-乳酸リチウム	8.8±0.05 390.0 mmol/l 78.0 mmol/l	8.8±0.05 300.0 mmol/l 60.0 mmol/l
試薬Ⅱ	NAD^+free NAD^+Li	16.38 mmol/l 35.62 mmol/l	3.15 mmol/l 6.85 mmol/l

検体

血清（学生同士が採血）

方法

グループで行う

	検体（A）	試薬ブランク（B）
試薬Ⅰ	2.0 ml	2.0 ml
被検血清	0.1 ml	
生理食塩水		0.1 ml
37℃で5分間，予備加温 よく混和後，1分間放置		
試薬Ⅱ	0.5 ml	0.5 ml
吸光度測定：セルを恒温セルホルダーにセットし， 340 nm で吸光度変化を1分間測定		
ΔA/min と ΔB/min を求める		

結果

1分間あたりの ΔA/min と ΔB/min を求める．

次式により LD 活性を求める．

LD 活性（U/l）＝（ΔA/min－ΔB/min）$\times 2.6\times 10^6/6.3\times 10^3\times 0.1$

NAD^+の本条件によるモル吸光係数は 6.3×10^3 l・mol^{-1}・cm^{-1}である．

評価

①各グループ班は，それぞれ測定した結果について基準値と比較し考察する．

②生理的変動について各グループで検討する．

③異常の出る疾患とそのメカニズムについて考察する．

263-00985

〔追加資料〕 試薬の購入

試薬名（略号）	分子量 化学式	購入先	量	金額 (円)
ジエタノールアミン（DEA）	105.14 $C_4H_{11}NO_2$	富士フイルム和光純薬	100 mg	3,700
塩酸	36.46 HCl	富士フイルム和光純薬	500 ml	850
L-乳酸リチウム	96.01 $CH_3CH(OH)COOLi$	富士フイルム和光純薬	100 g	11,800
NAD^+free	663.4 $C_{21}H_{27}N_7O_{14}P_2$	富士フイルム和光純薬	5 g	27,800

文献：

1）日本臨床化学会：臨床化学，32：81～97．2003．
2）浦山　修ほか：臨床検査学講座／臨床化学検査学（第２版）．医歯薬出版，2006，347～348．

（三村邦裕）

263-00985

3 アミノトランスフェラーゼ

1 アスパラギン酸アミノトランスフェラーゼ (aspartate aminotransferase；AST)

目的

ASTは心臓，肝臓，筋肉に多く含まれる．組織細胞内には，細胞質性AST（c-AST）とミトコンドリアAST（m-AST）の2種類のアイソザイムが存在する．健常時には，それらの臓器から血中に逸脱したc-ASTがわずかな酵素活性を示すにすぎない．肝障害や心筋梗塞で血清AST活性は著明に増加し，これらの疾患を診断する有力な手段となっている．

本実習では，JSCC（日本臨床化学会）常用基準法による健常者血清中のAST活性の測定について学ぶ．

実習前の基礎知識

①アミノ酸のアミノ基をケト酸に転移する酵素反応について述べることができる．

②生体内のASTの役割について述べることができる．

③ASTの臓器分布（アイソザイムを含む）と血中への逸脱酵素について述べることができる．

④生理的変動要因について述べることができる．

⑤臨床的意義について述べることができる．

⑥本実習以外の測定法について述べることができる．

実習目標

①反応試薬を調製できる．

② rate assayにより，正確に初速度を求めることができる．

③血清を用いて，単位時間あたりのNADHの変化量を追跡することによりAST活性を測定できる．

④予備加温や放置加温における時間と反応について理解することができる．

⑤単位時間あたりの吸光度変化から酵素活性値の計算ができる．

> **実習内容**　グループ単位（2人/グループ）

①検体準備→試薬調製→操作→結果→評価．
②血清と反応試薬Ⅰを予備加温ののち，反応試薬Ⅱを加えて反応を開始し，測定を行う．
③反応試薬Ⅱの添加後のlag phaseを確認し，1分間放置後の吸光度変化を一定間隔で追跡する．
④血清サンプル値とブランク値から，計算式を用いて検体の活性値を求める．

測定法　リンゴ酸デヒドロゲナーゼ共役NADH減少法（JSCC常用基準法）（a coupled reaction with malate dehydrogenase by monitoring the change of NADH oxidization）

基準値　健常成人　10～30 U/L

測定原理　L-アスパラギン酸を基質として，AST反応で生成するオキザロ酢酸をリンゴ酸デヒドロゲナーゼ（MDH）と共役させ，NADHの吸光度減少を340 nmで測定する．乳酸デヒドロゲナーゼ（LD）は，AST反応前に内因性ピルビン酸を完全に消去する目的で加える．また，生成オキザロ酢酸のピルビン酸への非酵素的分解が起きたとしても，ピルビン酸にLDが働くことにより負誤差を回避できる．

本方法には，①試薬中に補酵素であるピリドキサルリン酸（PLP：PLPはASTに強く結合しホロ酵素化している）を含まない，②酵素共役反応理論による反応開始後の待ち時間を設定するなどの特徴がある．また，JSCC勧告法では30℃で測定するが，常用基準法では37℃で測定する．

反応式

L-アスパラギン酸 + 2-オキソグルタル酸 ⇌ (AST, PLP) オキザロ酢酸 + L-グルタミン酸

オキザロ酢酸 + NADH + H⁺ → (MDH) リンゴ酸 + NAD⁺

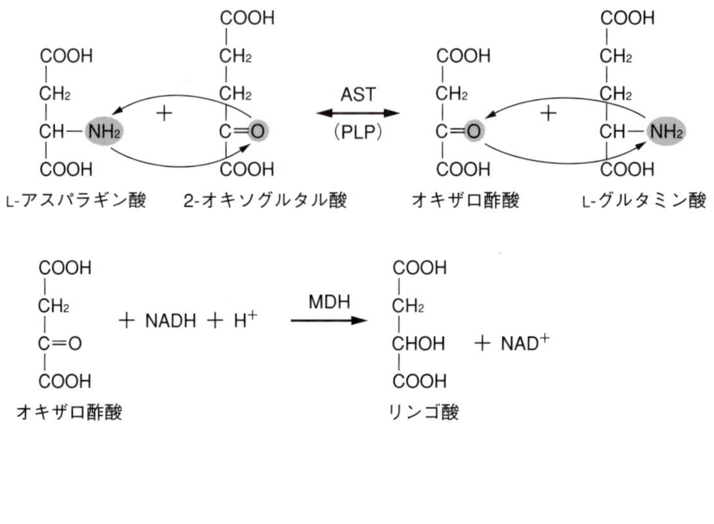

器具

・分光光度計（恒温セルホルダを取り付け，カイネティクスプログラム機能を有する）
　恒温水還流装置付き　5 台（4 グループで 1 台使用）
・中間目盛メスピペット　5 本
・マイクロピペット（200〜1,000 μL）　20 本

試薬

クラス単位で作製

①塩酸溶液（1 mol/L）：濃塩酸 11 mL をとり，精製水で全量 125 mL とする．

②水酸化カリウム溶液（5 mol/L）：水酸化カリウムを 28.1 g とり，精製水で全量を 100 mL とする．

③トリス塩酸緩衝液（176 mmol/L，pH7.8，30℃）　500 mL 作製
トリス（ヒドロキシメチル）アミノメタン 10.7 g を精製水約 400 mL に溶かす．塩酸溶液（試薬①）を加えながら pH7.8（30℃）に調整したのち，精製水で全量を 500 mL にする．

④トリス塩酸緩衝液（88 mmol/L，pH7.8，30℃）　100 mL 作製
試薬③の緩衝液を精製水で 2 倍に希釈する．

⑤L-アスパラギン酸溶液（500 mmol/L）　400 mL 作製
L-アスパラギン酸 26.6 g を試薬③の緩衝液 200 mL と精製水約 40 mL の混合液に加えて，撹拌しながら，水酸化カリウム溶液（試薬②）約 48 mL を徐々に加えて，30℃で pH を 7.8 に合わせる．その後，精製水で全量を 400 mL にする．

⑥酵素溶解液（50％グリセロール，3％アルブミン，88 mmol/L トリス塩酸緩衝液）　50 mL 作製
ウシ血清アルブミン 1.5 g を試薬③の緩衝液 25 mL に溶かし，グリセロール 25 mL を加え，精製水で全量を 50 mL とする．

⑦乳酸デヒドロゲナーゼ（LD）溶液（625 U/mL）　16 mL 作製
ブタ心臓の LD（5,000 U/mL）を酵素溶解液（試薬⑥）に加え，625 U/mL とする．

⑧リンゴ酸デヒドロゲナーゼ（MDH）溶液（625 U/mL）　16 mL 作製
ブタ心臓の MDH（10,000 U/mL）を 625 U/mL となるよう上記酵素溶解液に加える．

⑨反応試薬 I（用時調製）　200 mL 作製
L-アスパラギン酸溶液（試薬⑤）100 mL に，LD 溶液（試薬⑦）0.2 mL，MDH 溶液（試薬⑧）0.4 mL を加えたのち，β-NADH・2 ナトリウム塩（吸湿性で分解しやすい）粉末 56.8 mg を加え，ただちに溶解する．トリス塩酸緩衝液（試薬④）で全量を 400 mL にする．

⑩反応試薬 II（用時調製）　50 mL 作製
2-オキソグルタル酸 0.73 g を 25 mL の試薬③の緩衝液に加えて，撹拌しながら，水酸化カリウム溶液（試薬②）約 2 mL を徐々に加え

＊操作はグループ単位で行う．反応試薬 I，II の調製量，および検体の量は，学生一人ひとりがそれぞれ実習できるように計算されている．

263-00985

て，30℃でpHを7.8に合わせる．その後，精製水で全量を50 mLにする．

⑪生理食塩液：塩化ナトリウム0.45 gを精製水50 mLに溶かす．

試薬組成と濃度

組成	濃度	終濃度
反応試薬Ⅰ		
トリス塩酸緩衝液	88 mmol/L	70.4 mmol/L
L-アスパラギン酸	250 mmol/L	200 mmol/L
NADH	0.2 mmol/L	0.16 mmol/L
LD	625 U/L	500 U/L
MDH	625 U/L	500 U/L
反応試薬Ⅱ		
トリス塩酸緩衝液	88 mmol/L	8.8 mmol/L
2-オキソグルタル酸	100 mmol/L	10 mmol/L

検体

血清（学生同士採血）9 mL，および生理食塩液9 mL

方法

グループ単位

No.		血清サンプル（A）	生理食塩液ブランク（B）
1	生理食塩液（mL）		0.3
2	血清（mL）	0.3	
3	反応試薬Ⅰ（mL）	2.4	2.4
4	予備加温	セルに試料（血清，あるいは生理食塩液）と反応試薬Ⅰをとり混合し，37℃，8分間，予備加温を行う	
5	反応試薬Ⅱ（mL）	0.3	0.3
6	反応および吸光度測定	反応試薬Ⅱを加えセルにパラフィルムをかぶせ転倒混和，素早くセルを恒温槽セルホルダ（37℃）にセットする．1分間放置後，340 nmで吸光度変化を30秒間隔で2分間追跡する	

血清試料と生理食塩液についてそれぞれ測定する

結果

①反応が直線的に進行することを確かめ，1分間あたりの吸光度変化であるΔA/minとΔB/minを求める．

②次式により，AST活性を算出する．

AST活性(U/L) = $(\Delta A/\text{min} - \Delta B/\text{min}) \times 3.0 \times 10^6 / 6.3 \times 10^3 \times 0.3$

評価

①各グループ班はそれぞれ測定した結果について，基準値と比較し，考察を行う．

263-00985

〔追加資料〕 試薬の購入

試薬名	分子量 化学式	購入先	量	金額 (円)	備考
塩酸	36.46 HCl	富士フイルム和光純薬	500 mL	1,100	
水酸化カリウム	56.11 KOH	〃	500 g	920	
トリス（ヒドロキシメチル）アミノメタン	121.14 $H_2NC(CH_2OH)_3$	〃	100 g	3,200	4.36 g/450 mL
L-アスパラギン酸	133.10 $HOOCCH_2CH(NH_2)COOH$	〃	100 g	2,800	10.65 g/400 mL
グリセリン	92.09 $HOCH_2CHOHCH_2OH$	〃	500 mL	1,450	
アルブミン，ウシ血清由来（Fr.5）		〃	10 g	5,000	
乳酸デヒドロゲナーゼ，ブタ心臓由来		〃	10,000 units	3,300	200 unit/400 mL
リンゴ酸デヒドロゲナーゼ，ブタ心臓由来		〃	5,000 units	1,400	200 unit/400 mL
β-ニコチンアミドアデニンジヌクレオチド2ナトリウム（還元型）	709.41 $C_{21}H_{27}N_7Na_2O_{14}P_2$	〃	100 g	2,600	45.4 mg/400 mL
2-オキソグルタル酸	146.10 $HOOCCH_2CH_2COCOOH$	〃	25 g	2,200	73 mg/50 mL
塩化ナトリウム	58.44 NaCl	〃	500 g	700	

「備考」欄には1回の実習40人分をカバーする試薬量をあげている

文献：
1) 日本臨床化学会編：ヒト血清中酵素活性測定の勧告法—AST．臨床化学，33（補冊1）：21a～39a，2004．
2) 戸塚実ほか編著：最新臨床検査学講座/臨床化学検査学（第1版）．医歯薬出版，2016，232～236．

2 アラニンアミノトランスフェラーゼ (alanine aminotransferase；ALT)

目的

ALTは肝臓に多く含まれ，心臓や骨格筋では肝臓の1/10以下である．血清ALT活性は肝細胞からの逸脱酵素によるものであり，その上昇は肝細胞損傷の程度を反映するものと考えてよい．細胞内では細胞質に局在していて，ミトコンドリアに局在はない．肝障害が疑われるときには，ASTとALTの双方を測定し，AST/ALT比も求める．肝障害発生の初期ではAST>ALTであるが，急性肝炎の回復期や慢性肝炎ではAST<ALTとなる．
本実習では，JSCC（日本臨床化学会）常用基準法による健常者血清中のALT活性の測定について学ぶ．

実習前の基礎知識

①アミノ酸のアミノ基をケト酸に転移する酵素反応について説明することができる.
②生体内での ALT の役割について述べることができる.
③ALT の臓器分布と血中への逸脱酵素について述べることができる.
④生理的変動要因義について述べることができる.
⑤臨床的意義について述べることができる.
⑥本実習以外の測定法について述べることができる.

実習目標

①反応試薬を調製できる.
② rate assay により，正確に初速度を求めることができる.
③血清を用いて，単位時間あたりの NADH の変化量を追跡することにより ALT 活性を測定できる.
④予備加温や放置加温における時間と反応について理解することができる.
⑤単位時間あたりの吸光度変化から酵素活性値の計算ができる.

実習内容　グループ単位（2 人/グループ）

①検体準備→試薬調製→操作→結果→評価.
②血清と反応試薬 I を予備加温ののち，反応試薬 II を加えて反応を開始し，測定を行う.
③反応試薬 II の添加後の lag phase を確認し，1 分間放置後の吸光度変化を一定間隔で追跡する.
④血清サンプル値とブランク値から，計算式を用いて検体の活性値を求める.

測定法

乳酸デヒドロゲナーゼ共役 NADH 減少法（JSCC 常用基準法）(a coupled reaction with lactate dehydrogenase by monitoring the change of NADH oxidization)

基準値

健常成人　3～30 U/L

測定原理

L-アラニンと 2-オキソグルタル酸を基質として反応させ，生成したピルビン酸を乳酸デヒドロゲナーゼ（LD）を用いて L-乳酸とする．このとき NADH の吸光度減少を 340 nm で測定し，減少速度から ALT 活性を求める．血清中のピルビン酸など LD と反応して非特異的に NADH を減少させる成分については，あらかじめ LD と予備加温を行い，完全に消去する.

263-00985

ALTはピリドキサルリン酸（PLP）との結合性が強く，特にPLPを添加する必要はない．JSCC勧告法では30℃で測定するが，常用基準法では37℃で測定する．

反応式

$$\text{L-アラニン} + \text{2-オキソグルタル酸} \xrightarrow{\text{ALT (PLP)}} \text{ピルビン酸} + \text{L-グルタミン酸}$$

$$\text{ピルビン酸} + \text{NADH} + \text{H}^- \xrightarrow{\text{LD}} \text{乳酸} + \text{NAD}^+$$

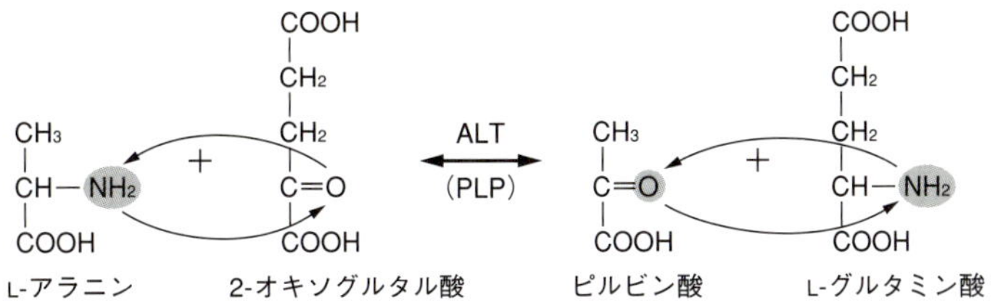

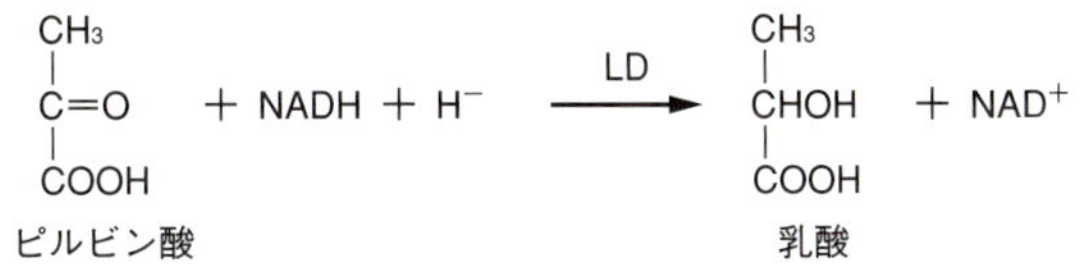

器具

- 分光光度計（恒温セルホルダを取り付け，カイネティクスプログラム機能を有する）
  　恒温水還流装置付き　5台（4グループで1台使用）
- 中間目盛メスピペット　5本
- マイクロピペット（200～1,000 μL）　20本

試薬

クラス単位で作製

① 塩酸溶液（1 mol/L）：濃塩酸11 mLをとり，精製水で全量125 mLとする．

② 水酸化カリウム溶液（5 mol/L）：水酸化カリウムを28.1 gとり，精製水で全量を100 mLとする．

③ トリス塩酸緩衝液（222 mmol/L, pH7.5, 30℃）　500 mL作製
　トリス（ヒドロキシメチル）アミノメタン13.4 gを精製水約400 mLに溶かす．塩酸溶液（試薬①）を加えながらpH7.5（30℃）に調整したのち，精製水で全量を500 mLにする．

④ トリス塩酸緩衝液（111 mmol/L, pH7.5, 30℃）　100 mL作製
　試薬③の緩衝液を精製水で2倍に希釈する．

⑤ L-アラニン溶液（1000 mmol/L）　400 mL作製
　L-アラニン35.6 gを200 mLの試薬③の緩衝液と精製水80 mLの混合液に加えて，撹拌しながら，水酸化カリウム溶液（試薬②）約0.4 mLを徐々に加えて，30℃でpHを7.5に合わせる．その後，精製水で全量を400 mLにする．

⑥ 酵素溶解液（50％グリセロール，3％アルブミン，111 mmol/L トリス塩酸緩衝液）　50 mL作製
　ウシ血清アルブミン1.5 gを試薬③の緩衝液25 mLに溶かし，グリセロール25 mLを加え，精製水で全量を50 mLとする．

⑦ 乳酸デヒドロゲナーゼ（LD）溶液（500 U/mL）　16 mL作製

ブタあるいはウシ心臓のLDを酵素溶解液（試薬⑥）に加え，500 U/mLとする．

⑧反応試薬Ⅰ（用時調製） 200 mL作製

L-アラニン溶液（試薬⑤）250 mLに，LD溶液（試薬⑦）2.0 mL，β-NADH・2ナトリウム塩（吸湿性で分解しやすい）粉末60.8 mgを加え，ただちに溶解する．トリス塩酸緩衝液（試薬④）で全量を400 mLにする．

＊操作はグループ単位で行う．反応試薬Ⅰ，Ⅱの調製量，および検体の量は，学生一人ひとりがそれぞれ実習できるように計算されている．

⑨反応試薬Ⅱ（用時調製） 50 mL作製

2-オキソグルタル酸1.10 gを25 mLの試薬③の緩衝液に加えて，撹拌しながら，水酸化カリウム溶液（試薬②）約0.1 mLを徐々に加えて，30℃でpHを7.5に合わせる．その後，精製水で全量を50 mLとする．

⑩生理食塩液：塩化ナトリウム0.45 gを精製水50 mLに溶かす．

試薬組成と濃度

組成	濃度	終濃度
反応試薬Ⅰ		
トリス塩酸緩衝液	111 mmol/L	88.8 mmol/L
L-アラニン	625 mmol/L	500 mmol/L
NADH	0.21 mmol/L	0.17 mmol/L
LD	2,500 U/L	2,000 U/L
反応試薬Ⅱ		
トリス塩酸緩衝液	111 mmol/L	11.1 mmol/L
2-オキソグルタル酸	150 mmol/L	15 mmol/L

検体

血清（学生同士採血）9 mL，および生理食塩液9 mL

方法

グループ単位

No.		血清サンプル（A）	生理食塩液ブランク（B）
1	生理食塩液（mL）		0.3
2	血清（mL）	0.3	
3	反応試薬Ⅰ（mL）	2.4	2.4
4	予備加温	セルに試料（血清あるいは生理食塩液）と反応試薬Ⅰをとり混合し，37℃，8分間，予備加温を行う	
5	反応試薬Ⅱ（mL）	0.3	0.3
6	反応および吸光度測定	反応試薬Ⅱを加えセルにパラフィルムをかぶせ転倒混和，素早くセルを恒温槽セルホルダ（37℃）にセットする．1分間放置後，340 nmで吸光度変化を30秒間隔で2分間追跡する	

血清試料と生理食塩液についてそれぞれ測定する

263-00985

結果

①反応が直線的に進行することを確かめ，1分間あたりの吸光度変化である $\varDelta A$/min と $\varDelta B$/min を求める．

②次式により，ALT 活性を算出する．

$$\text{ALT 活性(U/L)} = (\varDelta A/\text{min} - \varDelta B/\text{min}) \times 3.0 \times 10^6 / 6.3 \times 10^3 \times 0.3$$

評価

①各グループ班はそれぞれ測定した結果について，基準値と比較し，考察を行う．

〔追加資料〕 試薬の購入

試薬名	分子量 化学式	購入先	量	金額 (円)	備考
塩酸	36.46 HCl	富士フイルム和光純薬	500 mL	1,100	
水酸化カリウム	56.11 KOH	〃	500 g	920	
トリス（ヒドロキシメチル）アミノメタン	121.14 $H_2NC(CH_2OH)_3$	〃	100 g	3,200	5.45 g/450 mL
L-アラニン	89.09 $CH_3CH(NH_2)COOH$	〃	50 g	6,400	8.91 g/400 mL
グリセリン	92.09 $HOCH_2CHOHCH_2OH$	〃	500 mL	1,450	
アルブミン，ウシ血清由来（Fr.5）		〃	10 g	5,000	
乳酸デヒドロゲナーゼ，ブタ心臓由来		〃	10,000 unit	3,300	800 unit/400 mL
β-ニコチンアミドアデニンジヌクレオチド2ナトリウム（還元型）	709.41 $C_{21}H_{27}N_7Na_2O_{14}P_2$	〃	100 g	2,600	48.4 mg/400 mL
2-オキソグルタル酸	146.10 $HOOCCH_2CH_2COCOOH$	〃	25 g	2,200	0.11 g/50 mL
塩化ナトリウム	58.44 NaCl	〃	500 g	700	

「備考」欄には1回の実習40人分をカバーする試薬量をあげている

文献：
1）日本臨床化学会編：ヒト血清中酵素活性測定の勧告法―ALT．臨床化学，33（補冊1）：40a～52a，2004．
2）戸塚実ほか編著：最新臨床検査学講座/臨床化学検査学（第1版）．医歯薬出版，2016，236～239．

（浦山　修）

4 クレアチンキナーゼ (creatin kinase ; CK)

目的

CK は，肝臓や血球中にはほとんど存在せず，筋肉に多く存在する．臨床的には心筋梗塞，筋ジストロフィ，筋炎などで血中濃度が上昇することから診断的価値は高い．一方，CK は不安定酵素であり数時間の室温放置で失活するが，SH 基保護剤の添加によって活性が回復することも知られている．

本実習では，SH 基保護剤の添加による酵素の再活性についてポイントとして学ぶ．また，試薬Ⅱ添加後の 2 分間の加温での吸光度測定データから lag phase の存在を確認し考察する．

実習前の基礎知識

①臨床的意義について述べることができる．
②生体内での役割について述べることができる．
③本実習以外の測定法について述べることができる．
④臓器分布，アイソザイム，アイソフォームについて述べることができる．
⑤活性化剤，偽反応物質，EDTA 添加の意義についてそれぞれ述べることができる．
⑥lag phase について述べることができる．

実習目標

①試薬調製に必要な酵素量が求められ，試薬を調製することができる．
②rate assay における正確な操作に伴う分析ができる．＜時間の管理＞
③プール血清または自己検体を用いて CK 活性値を求めることができる．＜方法の理解＞
④予備加温，放置加温における時間と反応について理解することができる．
⑤AMP 添加による偽反応の除去について理解することができる．
⑥吸光度の変化率から酵素活性値の計算ができる．＜計算式の理解＞

実習内容　グループ単位（試薬調製はクラス単位）

①検体準備（前日）→試薬調製→操作→結果→評価．
②活性値は計算式より求める．

③試薬Ⅰと試薬Ⅰ*での測定試料の活性値を求める．
④試薬Ⅱ添加後の時間放置による lag phase を確認する．

測定法

JSCC 常用基準法（勧告法）[1]

基準範囲

血中 CK 活性値[2]　小児（10歳以下）：18〜126 U/l（300〜2,100 nkat/l）
成人男性：36〜216 U/l（600〜3,601 nkat/l）
成人女性：18〜165 U/l（300〜2,751 nkat/l）

測定原理

本法はクレアチンリン酸を基質として ATP を生成させる逆反応を利用し，ヘキソキナーゼ（HK）およびグルコース-6-リン酸デヒドロゲナーゼ（G-6-PD）の２種類の共役酵素を利用し，一連の反応で生じた NADPH（還元型 NADP）の吸光度の増加を 340nm で測定する．

反応式

$$\text{クレアチンリン酸} + \text{ADP} \xrightarrow{\text{CK}} \text{クレアチン} + \text{ATP}$$

$$\text{ATP} + \text{D-グルコース} \xrightarrow{\text{HK}} \text{ADP} + \text{グルコース-6-リン酸 (G-6-P)}$$

$$\text{G-6-P} + \text{NADP} \xrightarrow{\text{G-6-PD}} \text{6-ホスホ-D-グルコン酸} + \text{NADPH} + \text{H}^+$$

器具

・試薬調製器具一式
・マイクロピペット（100 μl，200 μl）　適当数（各グループ単位で）
・中間目盛メスピペットまたはホールピペット（2 ml）　適当数
・メスフラスコ（1,000 ml，100 ml）　適当数
・恒温槽　1台（各グループ単位で）
・分光光度計（恒温装置付き）　1台（各グループ単位で）
・ストップウォッチ　適当数

試薬

クラス単位で調製

①イミダゾール酢酸緩衝液（128 mM）
イミダゾール（$C_3H_4N_2$）8.71 g を精製水 900 ml に溶解し，1.0M 酢酸（CH_3COOH）で pH を 8.0 に調整し全量を 1,000 ml とする．（前週の実習にて調製する．）

②試薬Ⅰ（試薬Ⅰ*：NAC を加えない試薬を作製し，試薬Ⅰ*とする）
128 mM イミダゾール酢酸緩衝液 90 ml に，EDTA 86 mg，酢酸マグネシウム 247 mg，NAC 375 mg，ADP 115 mg，AMP（分子量 $391.20 + 18 \times n$）$\times 5.8 \times 0.1$ mg，D-グルコース 414 mg，$NADP^+$ 181 mg を溶解し 1.0M 酢酸で pH を 6.6 に調整し，345 U/ml ヘキソキナーゼ，173 U/ml G-6-PD をそれぞれ 1 ml 加え，精製水で 100

＊試薬の安定性
128 mM イミダゾール酢酸緩衝液　4℃で3カ月間安定
試薬Ⅰ　4℃で5日間，室温で24時間，−20℃で安定
試薬Ⅱ　4℃で3カ月，−20℃で12カ月安定

ml とする．この実習では AP_5A の添加なしでの試薬とする．

③試薬 II

クレアチンリン酸（分子量 255.1＋18×n）×345×0.01 mg を約 8.0 ml の精製水に溶解し，1.0M 酢酸で pH を 6.6 に調整し，精製水で全量 10 ml とする．

試薬組成と濃度

	組成	濃度	試薬終濃度
試薬 I	pH	6.60	6.6
	イミダゾール酢酸緩衝液	115 mM	100 mM
	EDTA	2.3 mM	2.0 mM
	酢酸マグネシウム	1.5 mM	10.0 mM
	NAC	23 mM	20 mM
	ADP	2.3 mM	2.0 mM
	AMP	5.8 mM	5.0 mM
	AP_5A	11.5 μM	10.0 μM
	D-グルコース	23 mM	20 mM
	$NADP^+$	2.3 mM	2.3 mM
	HK または GK	3,450 U/l，30℃	3,000 U/l，30℃
	G-6-PD	1725 U/l，30℃	1,500 U/l，30℃
試薬 II	クレアチンリン酸	345 mM	30 mM

使用試薬の詳細

試薬名	略号	分子量	化学式	備考
イミダゾール		68.08	$C_3H_4N_2$	特級
酢酸		60.05	$C_2H_4O_2$	特級
エチレンジアミンテトラ酢酸 2ナトリウム二水和物	EDTA	372.24	$C_{16}H_{14}N_2O_3Na_2 \cdot 2H_2O$	特級
酢酸マグネシウム四水和物		214.45	$(CH_3COO)_2Mg \cdot 4H_2O$	特級
N-アセチル-L-システイン	NAC	163.19	$C_5H_9NO_3S$	特級
アデノシン 5′-ジリン酸 1カリウム二水和物	ADP	501.30	$C_{10}H_{14}N_5O_{10}P_2K \cdot 2H_2O$	98%以上の純度 ATP の混在の少ないもの
アデノシン 5′-モノリン酸, 2ナトリウム塩 n 水和物	AMP	391.20 ＋18×n	$C_{10}H_{12}N_5O_7PNa_2 \cdot nH_2O$	98%以上の純度
P^1，P^5-ジ（アデノシン-5′）ペンタリン酸，5リチウム塩	AP_5A	946.03	$C_{20}H_{24}N_{10}O_{22}P_5 \cdot Li_5$	98%以上の純度
D-グルコース（無水）		180.16	$C_6H_{12}O_6$	特級
β-ニコチンアミドアデニンジヌクレオチドリン酸，酸化型，2ナトリウム塩	$NADP^+$	787.40	$C_{21}H_{27}N_7O_{17}P_3 \cdot Na_2$	98%以上のもの
ヘキソキナーゼ グルコキナーゼ	HK GK			ATP に対する K_m 値が 7.85×10^{-4}M 以下であること
D-グルコース-6-リン酸脱水素酵素	G-6-PD			G-6-P に対する K_m 値が 3.23×10^{-4}M 以下であること
クレアチンリン酸 2ナトリウム n 水和物		255.10 ＋18×n	$C_4H_8N_3O_5PNa_2 \cdot nH_2O$	特級

263-00985

検体

①血清：市販の管理血清を利用する（normal，abnormal の 2 種を利用）．

前日に溶解し，凍結保存，冷蔵保存，室温保存の 3 つに分け，1 日（約 24 時間）保存する．

操作方法

グループで行う．

①保存した検体を下記の操作に従って測定を行う．

	検体	検体盲検	操作法のポイント
試薬Ⅰ 検体	2.00 ml 0.10 ml	2.00 ml 0.10 ml	試薬Ⅰに代えて試薬Ⅰ*でも同様に操作して測定する
30℃で 5 分間予備加温			
試薬Ⅱ 精製水	0.20 ml	 0.20 ml	
30℃で 2 分間放置後，340 nm で吸光度変化を 30 秒間隔で 2 分間測定			放置の 2 分間においても吸光度を 30 秒間隔で追跡する
	ΔA_1/min	ΔA_2/min	

結果

①測定された結果から計算により活性値を求める．

$$\mathrm{CK} = \frac{(\Delta A_1/\mathrm{min} - \Delta A_2/\mathrm{min}) \times 2.3}{6.3 \times 10^3 \times 0.10} \times 10^6$$

（nmol/min/ml，30℃，U/l，30℃）

評価

①試薬Ⅰと試薬Ⅰ*の測定結果の差から NAC の作用，また CK の活性低下とその原因について考察する．

②試薬Ⅱ添加後の 2 分間の放置とその後の吸光度変化のグラフを作図し，グラフより lag phase を確認し放置の 2 分間が妥当かどうか考察する．

〔追加資料〕 試薬の購入

試薬名	略号	購入先	量	金額(円)	備考
イミダゾール		富士フイルム和光純薬	100 g	4,800	8.71 g/l
酢酸		富士フイルム和光純薬	500 ml	1,000	
エチレンジアミンテトラ酢酸2ナトリウム二水和物	EDTA	富士フイルム和光純薬	100 g	6,900	0.435 g/500 ml
酢酸マグネシウム四水和物		富士フイルム和光純薬	500 g	2,400	1.235 g/500 ml
N-アセチル-L-システイン	NAC	富士フイルム和光純薬	25 g	4,400	1.875 g/500 ml
アデノシン 5′-ジリン酸1カリウム二水和物	ADP	富士フイルム和光純薬	1 g	2,800	0.575 g/500 ml
アデノシン 5′-モノリン酸，2ナトリウム塩 n 水和物	AMP	富士フイルム和光純薬	1 g	1,000	1.956 g/500 ml (無水の場合)
P^1，P^5-ジ（アデノシン-5′）ペンタリン酸，5リチウム塩	AP_5A	シグマ	10 mg	22,700	0.0055 g/500 ml
D-グルコース（無水）		富士フイルム和光純薬	100 g	1,550	2.070 g/500 ml
β-ニコチンアミドアデニンジヌクレオチドリン酸，酸化型，2ナトリウム塩	$NADP^+$	富士フイルム和光純薬	100 mg	36,400	0.905 g/500 ml
ヘキソキナーゼまたはグルコキナーゼ	HK GK	富士フイルム和光純薬	2,500 unit	10,000	1,725 U 分/500 ml
D-グルコース-6-リン酸脱水素酵素	G-6-PD	富士フイルム和光純薬	1,000 unit	13,600	865 U 分/500 ml
クレアチンリン酸2ナトリウム n 水和物		富士フイルム和光純薬	5 g	5,800	2.820 g/25 ml (四水和物の場合)

※備考に1回の実習に必要な試薬を計算する

※試薬Ⅰを 500 ml，試薬Ⅱを 25 ml の作製で 125 検体分の測定が計算上で可能となる．5ないし6班に分ける場合，各班で約 20 検体分の測定が可能である

※用手法にての JSCC 常用基準法での測定は測定温度が 30℃であり，現実的には 37℃あるいは室温での反応で行うことで対応することとなる場合，酵素キャリブレータを用いて測定することで測定値を係数処理することが必要になる．ただし本実習の目的とする部分は測定された結果がどのような影響から生じたものであるかを考察することであるため，キャリブレータを使用しての補正は必要ない

※現在，各メーカーは用手法での試薬を製造していないのが現状である．今後も使用頻度の関係から製造されることは考えられない．また JSCC 常用基準法そのままでの自動分析用試薬も少なく，本測定法における試薬は必ず各校で試薬調製をする必要がある

文献：

1）日本臨床化学会：臨床化学，33（Suppl. 1）：53a〜77a，2004.

2）浦山修ほか：臨床検査学講座/臨床化学検査学（第3版）．医歯薬出版，2010，254.

（川口克彦）

263-00985

5 アルカリホスファターゼ (alkaline phosphatase；ALP)

目的

ALP 活性の高値は，一般に肝胆道系疾患や悪性腫瘍の骨転移を含む骨形成性疾患などにおいてみられる．至適 pH がアルカリ側（pH 10.0）にある有機リン酸モノエステルを加水分解する酵素で，細胞膜の外側に結合している膜結合型酵素である．亜鉛含有酵素であり，Mg^{2+} イオンによって活性化される．分子量は 12〜15 万である．アイソザイムとして，高分子肝型（ALP_1），肝型（ALP_2），骨型（ALP_3），胎盤型（ALP_4），小腸型（ALP_5），免疫グロブリン結合型（ALP_6），および特殊型として小児一過性 ALP が知られており，病態解析に際してはアイソザイム分析が必須となる．

実習前の基礎知識

①ALP の酵素作用および必須金属イオンについて述べることができる．
②ALP の生体内での存在様式（アイソザイム）について述べることができる．
③各アイソザイムの臨床的意義について述べることができる．
④ALP と関連の深い他の酵素について述べることができる．
⑤測定法（JSCC 常用基準法）の概略について述べることができる．

実習目標

①反応緩衝液を正確に調製することができる．
②プール血清，自己血清および管理血清を用いて ALP 活性を求めることができる．
③オプションとして，検体試料および脂肪食摂取後の ALP 活性の血液型によるそれぞれの差について調べることができる．

実習内容　グループ単位

①管理血清の測定結果について推奨値と比較し測定精度を検証する．
②血清検体と EDTA 血漿検体による活性値の差を求める．
　a．同一被検者よりプレーン採血検体および EDTA 採血検体を採取し，血清および血漿を分離する．
　b．同一被検者の上記の 2 検体について ALP 活性を測定する．

③脂肪食摂取3〜6時間後に採取した血清検体のALP活性を測定し，血液型と比較検討する．

a．あらかじめグループ班員の血液型を把握しておく．

b．脂肪食摂取前と摂取3〜6時間後の血清検体のALP測定値を測定する．

④結果の検討

a．各個人の測定値を基準値と比較検討する．

b．EDTA血漿検体と血清検体の測定値の値を比較検討する．

c．B型またはO型の分泌型群と他の血液型群のALP測定値を比較検討する．

測定法

2-エチルアミノエタノールを緩衝液とする4-ニトロフェニルリン酸法（JSCC常用基準法）

基準値

110〜350 U/l

（ただし，上記の基準値は血液型別に分類されてはいないため，基準値上限付近にBまたはO型の分泌型が分布している．）

測定原理

ALPは基質である4-ニトロフェニルリン酸（4-NPP）を加水分解して4-ニトロフェニル（4-NP）とリン酸を生成させる．また，同時に4-NPPのリン酸基を2-エチルアミノエタノール（EAE）に転移し，4-NPとEAE-リン酸を生成する．両反応に共通して生じる4-NPの増加速度を405 nmにおける吸光度の変化量として検出してALP活性を測定する．

反応式

ALPの加水分解活性

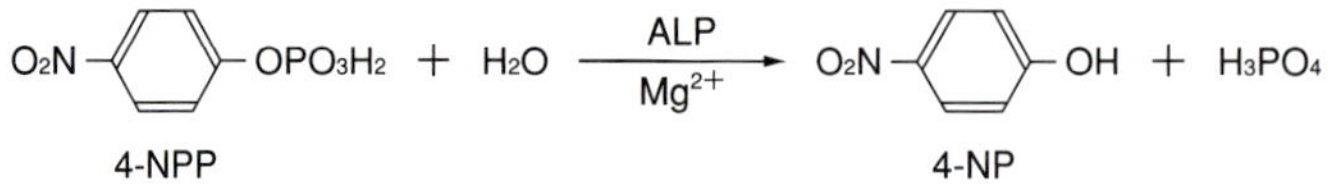

ALPのリン酸基転移活性

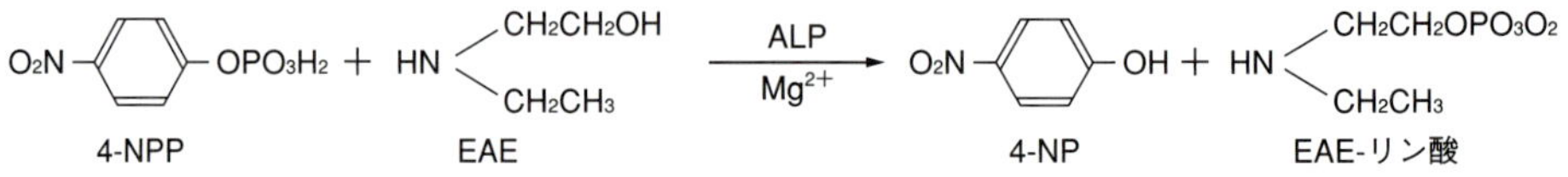

器具

・マイクロピペット（1〜50 μl） 1本

・マイクロピペット（100〜1,000 μl） 1本

・中間目盛メスピペット（10 ml）

・メスフラスコ（100 ml） 1個

・メスフラスコ（300 ml） 1個

・メスフラスコ（1,000 ml） 1個

263-00985

・ボルテックスミキサー　1台
・マグネチックスターラ　1台
・pHメータ
・恒温槽　1台
・分光光度計　1台

試薬

グループ単位で調製

①2.0 mol/l 塩酸溶液300 mlの作製

市販の濃塩酸50 mlをとり，精製水で全量を300 mlとする．

②50.5 mmol/l $MgCl_2$溶液100 mlの作製

$MgCl_2$・$6H_2O$ 1.02 gを精製水に溶解し，溶液の全量を100 mlとする．

③試薬Ⅰ（1.01 mol/l EAE-HCl, 0.505 mmol/l $MgCl_2$緩衝液, pH9.87, 30℃）

EAE 90 gを1,000 mlのビーカーに秤量し，冷精製水約500 mlを加える．このビーカーを氷水中に浸し，冷却した①の2.0 mol/l塩酸溶液270 mlを攪拌しながら加える．次に②の50.5 mmol/l $MgCl_2$溶液10 mlを加える．この溶液を30℃に保ちながら，pHを9.87に調整する．その調整は2.0 mol/l塩酸溶液で実施し，先に加えた量を合わせると約280 mlの添加を要する．この溶液をメスフラスコに移し，精製水で1,000 mlとする．

④試薬Ⅱ（75.75 mmol/l 4-NPP緩衝液，pH9.95，30℃）

4-NPP・$6H_2O$ 2.811 gを①の2.0 mol/l塩酸溶液約2 mlにて溶解し，溶液の全量を試薬Ⅰで100 mlとする．本試薬は使用直前に調製する．

濃塩酸は白煙が発生するため，ドラフトチャンバー内で開栓し操作すること．

$MgCl_2$・$6H_2O$は潮解性があるため，時計皿もしくはビーカーで秤量すること．

検体

・血清（学生）
・EDTA採血血漿（学生）
・市販管理血清（QAPトロール1X・2X）

操作方法

個人単位

①2本の試験管（A，B）を用意し，Aには検体25 μl，Bには水25 μlをとり，次に試薬Ⅰ 2.00 mlをA，Bに加え，よく混和し，37℃にて予備加温（5分間）する．

②37℃に予備加温した試薬Ⅱ0.50 mlをA，Bに加え，よく混和後，37℃で1分間加温する．反応のタイムコースを測定することが可能な分光光度計を用い，波長405 nmにて37℃で2分間の吸光度変化を測定する．1分間あたりの吸光度変化（AについてはΔA/min，BについてはΔB/min）をそれぞれ計算する．

263-00985

表Ⅷ-2　JSCC 常用基準法（ALP）の操作法

	試験管 A	試験管 B
試薬Ⅰ（ml） 試料（μl） 精製水（μl）	2.00 25.0 	2.00 25.0
	よく混和し 37℃で 5 分間加温する	
試薬Ⅱ（ml）	0.50	0.50
	よく混和し，37℃で 1 分間加温する	
	波長 405 nm にて 37℃で 2 分間の吸光度変化を測定する	

結果　次式を用いて ALP 活性を算出する．

$$\text{ALP 活性（U/l）}=\frac{\Delta A/\text{min}-\Delta B/\text{min}}{1.87\times10^4}\times\frac{2.525}{0.025}\times10^6$$

［注］①本操作は日常的な酵素活性の測定温度（37℃）で行うものである．

②4-NP の本条件におけるモル吸光係数は，1.87×10^4 l・mol^{-1}・cm^{-1}である．

評価

①計算式より各試料の ALP 活性値を算出する．

②グループ間で各自測定した結果について，基準値と比較し検討する．

③2 濃度の管理血清の各グループ班平均値をクラス全体のデータと比較し検討する．

④各自の血清検体に対し血漿検体ではどうか検討する．

⑤脂肪食負荷後の活性値と血液型による関連性についてクラス内で検討する．

〔追加資料〕　試薬の購入

試薬名（略号）	分子量 化学式	購入先	量	金額 （円）	備考
濃塩酸	36.5 HCl	富士フイルム和光純薬	500 ml	1,200	400 ml
塩化マグネシウム	203 $MgCl_2\cdot6H_20$	富士フイルム和光純薬	500 g	1,300	8.2 g
2-エチルアミノエタノール（EAE）	90 $C_4H_{11}NO$	関東化学	500 ml	7,500	720 ml
4-ニトロフェニルリン酸二ナトリウム・6H₂0（4-NPP）	371.1 $NO_2C_6H_4PO_4Na_2\cdot6H_2O$	富士フイルム和光純薬	25 g	23,000	22.5 g
市販管理血清<QAP トロール 1X・2X>		シスメックス	500 ml × 5 × 2 濃度	1 箱 15,500	各 4 ml

文献：

1）German Society for Clinical Chemistry：*J Clin Chem Clin Biochem*, 10（S）：281〜291, 1972.

2）International Federation of Clinical Chemistry Expert Panel on Enzymes：*J Clin Chem Clin Biochem*, 21：731〜748, 1983.

3）ヒト血清中酵素活性測定法の勧告法．臨床化学，33（補 1）：82a〜96a，2004.

（森山隆則）

263-00985

6 アミラーゼ（α-amylase；AMY）

目的

膵臓疾患が生じているかを知るために測定する．膵臓疾患は急性腹症のなかでも致死率が高い．膵臓に問題があるかないかを判別する．高 AMY 血症の大半は医学的ショックによって上昇する（高 AMY 血症の約 70%）．ショックにより上昇する AMY はほとんどが唾液腺由来 AMY である．膵臓に問題がある場合，膵臓由来 AMY が上昇するため，アイソ〔エン〕ザイムを測定することで判別できる．また，ショックによる高 AMY 血症は長時間持続しないため，数時間後に再度測定し，高値が持続するかで判断できる．ただ，AMY の自己抗体が作製されたマクロ AMY の場合，検査の判断を誤らせる結果となる．マクロ AMY による高 AMY 血症かどうかを判断するために，血清中 AMY と尿中 AMY を同時に測定するとよい．血中 AMY はおおよそ 1 時間で尿中に排泄される．このため，血中 AMY が高い場合，尿中 AMY も高活性を示す．ところがマクロ AMY の場合，尿への排泄ができないため，尿中活性がほとんどなく，血中のみ高値になるため，すぐに判断できる．

実習前の基礎知識

①血中アミラーゼ活性が上昇するのはどのようなときか，まとめておく．
②アミラーゼはどのような働きをしているかを調べる．
③アイソザイムにはどのような種類があるかを調べる．
④膵臓疾患のとき，どのような鑑別方法があるか，調べる．

実習目標

①1 分あたりの吸光度変化の測定（反応速度の測定）ができる．
②吸光度変化速度から酵素活性の計算をすることができる．
③高活性尿検体や膵液の希釈をすることができる．
④アイソザイムの性質について理解することができる．

実習内容　グループ単位

■ 血清中 AMY 活性の測定

血清中 AMY 活性を測定操作法に従い測定し，吸光度変化速度から，AMY 活

263-00985

性を計算にて求める．

■ 尿中 AMY および膵液中 AMY 活性の測定

血中 AMY はすみやかに（約 1 時間）尿中に排泄される．このため，尿と血中の AMY を測定することで多くの情報を入手できる（マクロ AMY かどうか，また AMY の湧出がトータルでどの程度に上がるのか，膵臓疾患か否か，AMY 湧出が始まってどれくらいの時間が経過したのかなど）．このため，血中活性測定と並んで，尿中活性測定はとても重要である．唾液腺（舌下線，顎下線）や膵液中 AMY 活性はたいへん高活性であり，希釈して測定する必要がある．しかし，希釈により，誤って低値に測定することがあるので，注意を要する．

■ 尿および膵液の希釈法

尿中 AMY 活性や膵液の AMY 活性は非常に高値であるため，かなりの希釈が必要となる．AMY 活性発現には塩素（クロール）とカルシウムが不可欠である．大きく希釈すると，塩素とクロールがなくなるため，誤って低値に測定してしまうことがあるので注意を要する．一般的には 1.0 mmol/l クロールと 0.1 mmol/l カルシウムと 0.1％アルブミンを含有するリン酸緩衝液（pH 7.0）の溶液で希釈しなければならない〔タンパク溶液は表面にタンパクの膜を作製する性質がある（豆乳表面に湯葉を作製する性質）．このためアルブミンを加えること〕．

■ AMY アイソザイムの測定

電気泳動法が用いられていた時代があったが，技術的に困難である．現在では唾液腺由来 AMY 活性を阻害する 2 種類の抗体がつくられ，市販されている．これを用いて膵臓由来 AMY のみを測定する試薬が市販されている．

■ 酵素活性の計算方法

AMY の場合，基質の減少量から活性を求めることができない．たとえばグルコース重合度 1,000 のデンプンに AMY を作用させ，グルコース重合度 500 と 500 の 2 つのデンプンを作製したとする．もう一度 AMY が作用し，グルコース重合度 250 と 250 のデンプンができたとしても検出ができない．このため，生成した化学検出可能な物質濃度の測定から活性を導く．本法では AMY の 1 回のアタックから 5 分子のグルコースが産生され，その結果，5 分子の NADH が作製されるため，1/5 を乗じる必要がある．

$$\text{AMY 活性（U/l）} = \frac{\Delta \text{Abs/min}}{\varepsilon_{\text{NADH}}} \times \frac{TV}{SV} \times \frac{1}{5} \times 10^{6}$$

〔$\varepsilon_{\text{NADH}}$：NADH のモル吸光係数（$6.3 \times 10^{3}$），$TV$：総反応液量，$SV$：サンプル量〕

測定法 G5-α-glucosidase 法

263-00985

基準範囲

20～60 U/l

測定原理

ヒト-AMYはα-AMYに分類される．α-AMYとはグルコースの多く結合したデンプンを基質とし，中央部のグリコシド結合を加水分解する酵素．本法ではグルコース重合度5つの基質を用い測定する．ヒト-AMYは5つのグルコースを認識し，非還元末端から3つ目と4つ目の間のグリコシド結合を加水分解する（**図Ⅷ-1**）．グルコースの重合度3個以下のマルトトリオースには作用しない．

図Ⅷ-1　AMYの水解点

AMYの作用点

↓

°Glu-Glu-Glu-Glu-*Glu

（°Glu：非還元末端 glucose，-：α1,4 glycoside 結合，*Glu：還元末端 glucose）

反応式

$$\text{Glu-Glu-Glu-Glu-Glu} + H_2O \xrightarrow{\text{AMY}} \text{G3} + \text{G2}$$

$$\text{G3} + \text{G2} + 3H_2O \xrightarrow{\alpha\text{-glucosidase}} 5\text{Glu}$$

$$\text{Glu} + \text{ATP} \xrightarrow{\text{HK}} \text{G6P} + \text{ADP}$$

$$\text{G6P} + \text{NAD} \xrightarrow{\text{G6PD}} \text{6PG} + \text{NADH}$$

（Glu；glucose，G2；maltose，G3；maltotriose，HK；hexokinase，G6P；glucose 6 phosphate，6PG；6 phospho gluconate，G6PD；glucose 6 phosphate dehydrogenase）

器具

・恒温装置のついた分光光度計で吸光度変化がモニターできる装置（吸光度変化がモニターできる装置のない場合，ストップウォッチにて反応開始から1分ごとに吸光度測定）

試薬

教員が作製

・試薬1：60 U/ml α-glucosidase，0.5 U/ml HK，5.0 U/ml G6PD，1.2 mmol/l ATP，4.0 mmol/l NAD，60 mmol/l PIPES buffer（pH7.0）を混和する．

・試薬2：1.1 mmol/l G5と60 mmol/l PIPES buffer（pH7.0）を混和する．

検体

・血清，尿，膵液，唾液

・AMY 活性測定にはカルシウム（Ca）とクロール（Cl）が必要である．Ca は AMY のサブユニット間の結合（Ca ブリッジ形成）のために必要で，これがなくなると熱安定性がたいへん悪くなり失活する（通常，AMY は 80℃でも安定であるが，Ca を失うと 37℃でも失活が生じる）．Cl は活性中心で Cl 濃度を完全に失うと AMY 活性はなくなる．また，AMY の賦活剤でもある．このため Cl は必要である．

方法

個人で行う．

①血清を試料とした AMY 活性測定．

②精度管理用管理試料の表示値と測定値の比較．

操作

試薬	容量	操作のポイント
試薬 1	0.8 ml	
試料 精製水 血清 管理血清など	0.1 ml	尿や膵液を試料とする場合は「実習内容」を読むこと
10 分間，37℃にて加温 吸光度変化のないことを確認		操作中，話をしてはいけない．唾液が混入すると，高値となる
試薬 2	0.1 ml	
添加後すみやかに転倒混和し，340 nm にて吸光度モニターを行う．モニターできない場合，反応開始から 1 分ごとに吸光度を読み取り，グラフ上で作図し，反応速度を求める		吸光度が直線的に変化するかを確認する．AMY 活性がさほど高くなければ 3〜4 分は直線的に反応が進行する．なるべく反応開始に近い直線部から速度を求める

結果

①反応曲線から反応速度を求める．

②吸光度変化（反応速度：ΔAbs/min）から計算式にて AMY 活性を求める．

$$\frac{\Delta \mathrm{Abs/min}}{6.3\times10^{3}}\times\frac{1.0}{0.1}\times\frac{1}{5}\times10^{6}=\text{活性（U/l）}$$

③アミラーゼ活性既知の管理試料中の AMY 活性を測定し，自分の測定した活性と表示値を比較する．

評価

①活性を求めることができたか．

②既知の活性と自分の測定した活性を比較する．

③他の方法の基準範囲と本法の基準範囲を比較し，相違の原因について検討する．

263-00985

文献：
1) Marui Y. et al.：Development of a new method for serum amylase activity using the automated analyzer. *Jpn J Clin Lab Auto*, 4：36〜39, 1979.
2) Ogawa Z. et al.：Isopropylidene maltoheptaosyl fructofuranoside, doubly blocked substrate for determination of endoamyase activity. *Clin Chem*, 37：1323〜1328, 1991.
3) Kitagawa Y. & Ogawa Z.：A study of the reaction mechanism of human α-amylase (part Ⅰ)；The role of histadine residue in identification of the substrate. *J Anal Bio-Sc*, 343〜347, 2000.
4) Ogawa Z. et al.：Stoichiometric measurement of amylase activity on the IPG7F method. *J Anal Bio-Sc*, 123〜130, 2000.
5) Ogawa Z. et al.：Development of a new method for determination of α-amylase activity based on rate of NADH increase. *J Anal Bio-Sc*, 301〜310, 2001.
6) 小川善資，長谷川昭；アミラーゼ．最新　酵素・アイソエンザイム検査—測定法とその臨床的意義—，臨床病理レビュー特集第 116 号，2001.

（小川善資）

263-00985

7 LD アイソザイム分画 (lactate dehydrogenase isozyme fractionation)

目的

血清 LD アイソザイムはセア膜電気泳動によって通常 LD_1～LD_5の 5 分画に分画される．デンシトメトリーを行うことによって，各分画のパーセントが算出できる．

本実習では，血清 LD アイソザイムの電気泳動を行う．そして，LD アイソザイムの保存温度による安定性を確認する．

実習前の基礎知識

①臨床的意義について述べることができる．
②本実習以外の分画法について述べることができる．
③染色法の原理について述べることができる．
④基準範囲を述べることができる．
⑤異常パターンについて述べることができる．
⑥異常パターンが出現したとき，その原因を調べる分析方法を述べることができる．

実習目標

①セルロースアセテート膜電気泳動法の操作ができ，鮮明な LD アイソザイム分画像を得ることができる．
②デンシトメータの操作ができる．
③明瞭なデンシトメトリー像を得ることができる．

実習内容　グループ単位

①実施スケジュール
セア膜の緩衝化 → 血清塗布 → 電気泳動（0.7 mA/cm，40 分）→ LD 酵素染色（30 分）→ 脱色（5%酢酸，15 分）→ デンシトメトリー（570 nm）
②LD アイソザイム分画パーセントの算出
デンシトメータを操作し，各 LD アイソザイム分画パーセントを求める．
③結果の検討
得られた LD アイソザイム分画パーセントを比較し，検討する．

263-00985

測定法　セルロースアセテート膜電気泳動法による LD アイソザイム分画法（serum LD isozyme fractionation using cellulose acetate membrane electrophoresis）

基準範囲
LD₁　21～33%
LD₂　36～46%
LD₃　23～32%
LD₄　1～6%
LD₅　0～5%

測定原理　電気浸透現象のないセア膜を支持体とし，ベロナール緩衝液（pH 8.6, 0.06～0.07 mol）を用いて泳動後，LD 酵素染色液で LD 染色を行う．乾燥したあと，デンシトメトリー（570 nm）を行い，各 LD アイソザイム分画パーセントを算出する．

〈LDアイソザイム検出法〉

```
              LD         ジアホラーゼ
               ↓             ↓
   乳酸  ⤵  NAD    ⤵  ホルマザン（青紫色）
   ピルビン酸 ⤴ NADH  ⤴  テトラゾリウム塩
                +
                H⁺
```

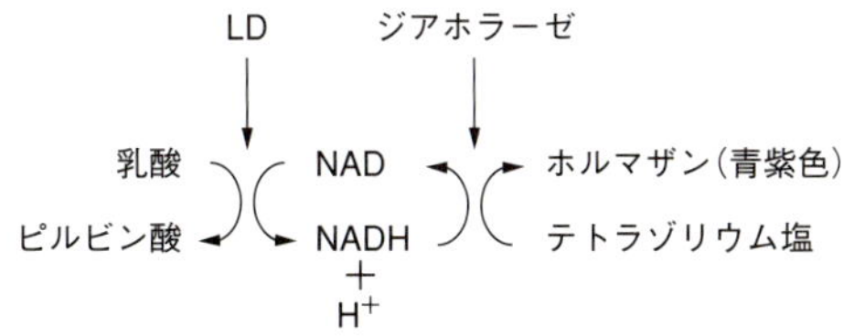

器具
- セルロースアセテート（セア）膜専用泳動箱（市販品　縦横 23 cm，高さ 4 cm）　4人で1台
- 定電流・定電圧装置：セア膜専用なら 200 mA，20 V 程度の容量　泳動箱1台につき1台
- 緩衝液箱，染色箱，脱色箱（縦×横×高さ＝10 cm×10 cm×2.5 cm 相当の大きさのプラスチック製）：泳動箱1台あたり緩衝液箱1個，染色箱8個，脱色箱8個
- 試料塗布用ピペット：針付き（0.8 μL×5目盛り）用マイクロピペット（ULTLA MICRO PIPETTE：常光）　1検体に1本
- ピンセット：泳動箱1台あたり緩衝化用，染色用，脱色用と3本
- デンシトメータ

消耗品
- 泳動ブリッジ用濾紙：カルシウムイオンを含まない濾紙（23 cm×10 cm の大きさに切る）　泳動箱1台あたり2枚
- 泳動用セア膜（セレカ VSP）：セア膜を4等分する（1枚分 6×5.5 cm）　1枚/人
- 発色用セア膜：泳動用セア膜を一回り小さくする（1枚分 5.5×5.0 cm）　1枚/人
- 膜拭き取り用濾紙：定性用濾紙（10 cm×10 cm の大きさに切る．2枚重ねで使用する）　緩衝化後用4枚/人，脱色後用4枚/人

・パラフィルム（8 cm × 8 cm） 2 枚/人
・ラバーチューブ（直径 4 mm）：検体採取用にピペット 1 本あたり 1.5 cm ずつ切っておく

薬品

・ベロナール緩衝液
・LD 染色試薬（タイタン LDH アイソザイム試薬）
・酢酸（1 級）
・ブロムフェノールブルー（BPB）

試薬

グループ単位で作製

①5%酢酸液：8,000 ml

検体

・血清：市販の管理血清（アイソコントロール CK/LD）を利用する．1 ビンを 0.5ml の蒸留水で溶解し，3 本に小分けして，それぞれの温度で 1 週間保存する．

1. − 80℃ 1 週間保存
2. − 20℃ 1 週間保存
3. 4℃ 1 週間保存
4. 当日溶解

操作

個人（検体塗布）およびグループ単位

①**泳動箱**（4 人で 1 つの泳動箱を使用）

・陽極，陰極の各電極槽に緩衝液を画線まで，約 200 ml ずつ入れる．
・ブリッジ用濾紙を緩衝液でぬらしてから，おのおの支持板上に気泡が入らないように貼りつける．

②**セア膜**（セレカ VSP）

・セア膜上に**図Ⅷ-2** のごとく鉛筆で塗布位置を記す．
・セア膜を緩衝液に漬けて緩衝化する．このときセア膜に白斑が生じないように，セア膜を緩衝液上に静かに浮かせる．
・セア膜の片面から液が均一にしみ込むようにしてから，膜を緩衝液中に沈めて緩衝化する．5 分たったら必ず取り出す．
・緩衝化したセア膜を取り出し，膜拭き取り用濾紙 2 枚重ねの間にはさんで，上から軽く押さえて膜上の余分な緩衝液を取り除く．

図Ⅷ-2 血清の塗布位置
（9 mm あたりの血清 0.8 μl 塗布）

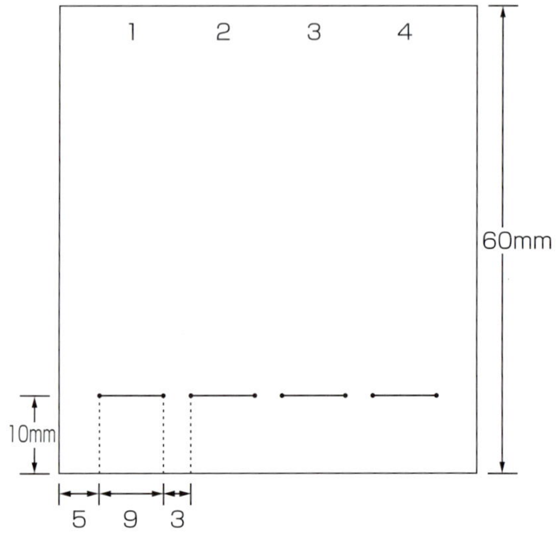

263-00985

・セア膜の（+），（−）を間違えないようにしてセア膜を泳動箱の両電極槽の支持板上に正しく5mmずつ重なるようにしてのせる．
・1つの泳動箱に4枚並べ，セア膜をまっすぐにピンと貼るように押え板で固定する．

③血清の採取

・針付きマイクロピペットに1.5cmに切ったラバーチューブをつける．ラバーチューブの先端を押さえ，ラバーチューブをつぶして，マイクロピペットの針を検体に入れる．つぶしたゴムを離して検体を採取する．針の先端についている検体を濾紙（またはガーゼ）で拭き取り，針の先を濾紙につけながら目盛りに合わせる．

④血清の塗布

・泳動箱の蓋またはアクリル樹脂板の一端が塗布位置の真上にくるように置く．
・これに腕を置き，印をつけた箇所にマイクロピペットを垂直に立て，針の先端が軽く膜面に当たるようにし，直線を引く要領で検体を1目盛り（0.8μl）塗布する．
・1枚のセア膜上に検体1から4をそれぞれ1回ずつ塗布する．
・アルブミンの移動距離を知るため，セア膜の両端に血清をほんの少し塗布し，その上に超微量のBPBをつけた楊枝の先をのせて，血清とBPBを混じる．

⑤電気泳動

・セア膜の通電方向を確認してから，泳動箱と定電流・定電圧装置をコードでつなぐ．
・定電流・定電圧装置のスイッチを入れ定電流とし，膜幅1cmあたり0.7mAとする．4枚のセア膜の合計が22cmなので15.4mAとなる．
・BPB加血清のアルブミンの位置が塗布位置より30mm移動するまで通電する（約40分）．
・泳動終了後，ただちに泳動箱よりピンセットでセア膜を取り出す．

⑥LD酵素染色

・発色箱A，Bの2つに水でぬらした濾紙を敷き，濾紙上に8cm×8cm角のパラフィルムを置き，37℃の恒温槽に浮かべておく．
・電気泳動終了20分前に発色液を2mlの緩衝液で溶解し，室温に放置しておく．
・電気泳動終了10分前に発色液を発色箱Aのパラフィルム中央に1ml注ぎ，発色用セア膜（5.5cm×5cm）をのせ，均一に発色液をしみ込ませ，37℃の恒温槽に浮かべておく．
・泳動終了後ただちに泳動したセア膜（6cm×5.5cm）を塗布面が上になるように，発色箱Bのパラフィルムの上に置く．
・発色用セア膜を発色箱Aから取り出し，余分な発色液を取り除いたあと，裏返して発色液でぬれていない面を，発色箱Bの泳動膜の塗布面に気泡が入らないように張り合わせる．

一度張り合わせた膜ははがさない．

・発色箱Aの蓋をして，37℃の恒温槽で30分間反応させ，発色させる．

・発色終了後，張り合わせた膜を脱色固定液（5%酢酸）に浸し，2分間，脱色固定する．

・新しい脱色液の入った別の脱色箱に膜を移して，さらに13分間，脱色固定する．

⑦デンシトメトリー

・脱色固定後，泳動膜と発色膜をバンドがずれないように張り合わせて，ガラス板にはさみ，570 nmでデンシトメトリーする．

結果

①検体1から4の泳動像を観察し，保存温度によるLDアイソザイム分画パターンの違いを観察する．

②各LDアイソザイム分画%を読み取る．

評価

①検体4のLDアイソザイム分画%を基準にして，LDアイソザイム検体にふさわしい保存温度を確認する．

〔追加資料〕 試薬等の購入

試薬

試薬名（略号）	購入先	量	金額(円)	備考
セア膜用ベロナール Buffer(J01162)	常光	21 × 2	8,000	51
タイタンLDHアイソザイム試薬(J5909)	ヘレナ	2 ml用　10本	11,000	2箱
酢酸	富士フイルム和光純薬	500 ml	820	400 ml
ブロムフェノールブルー（BPB）	富士フイルム和光純薬	1 g	1,650	微量
アイソトロールCK/LD	常光	0.5 ml × 10本	18,000	1箱

消耗品

品名（略号）	購入先	量	金額(円)	備考
泳動ブリッジ用濾紙（クロマトグラフィー用濾紙 No.51B）400 × 400 mm	アドバンテック	50枚入り	5,650	23 × 10 cmで20枚
セルロースアセテート膜（セレカ VSP）60 × 220 mm	アドバンテック	50枚	15,950	20枚
膜拭き取り用濾紙（定性濾紙 No.2）600 × 600 mm	アドバンテック	100枚入り	10,840	10 × 10 cmで320枚

文献：
1）前川真人：乳酸デヒドロゲナーゼ．臨床病理特集116号，81〜89，2001．

（金森きよ子）

263-00985

Ⅸ
総合実習

1 実技試験――ビウレット(biuret)法

実習準備

①実技試験内容を事前に配布された場合は，下記について自分で整理したものを見ずにできる．
②項目についての生化学的特性，反応性について述べることができる．
③配布された実験内容から実験計画，使用器具を選択できる．
④操作をシミュレーションできる．
⑤その他の測定法について述べることができる．
⑥臨床的意義について述べることができる．

実習目標

①全体の実験計画・準備をすることができる．
②ピペットその他の器具の選択ができる．
③比色計の取り扱い，操作ができる．
④レポートにおいてグラフ，結果および考察を時間内で作成できる．
⑤実験における態度および片づけが安全で的確にできる．

検討課題

A/G 比を求める

A．実施スケジュール（行わない場合は，試験担当者からアルブミン濃度を示す．）
　a．アルブミン測定（BCG 色素結合法）を行う場合は，下記に要領を示す．
B．〔試薬：教務で作製〕
　a．実習書のアルブミン測定を参照して作製する．
　b．発色試薬　3,000 ml 作製〔(42 ml＋α)/人×40 人作製〕
C．〔使用器具・装置〕(1 人分)
・マイクロピペット（10～100 μl 用）　1 本
・チップ（10～100 μl 用）　10 個
・安全ピペッター　1 個
・中間目盛メスピペット（10 ml）　1 本
・小試験管（13×70 mm）　7 本

263-00985

・洗ビン（純水） 1個
・ボルテックスミキサー　1台（共用）
・分光光度計　1台（共用）

D．〔標準液および検体〕
・標準液の濃度は標準液試験管に記載する
・血清（管理血清）

E．〔方法〕

操作法

			試薬盲検	検量線	検体
1	試料	水（μl）	40		
		標準液（μl）		40	
		血清（μl）			40
2	ビウレット試薬（ml）		6.0	6.0	6.0
3	吸光度測定		よく混和し，室温で30分間放置する．水を対照として620nmで吸光度を測定する		

この方法で最大8g/dlまで直線性がある

目的

実技試験は毎回の実習の出欠，態度，準備，操作および報告書作成の集大成といえるもので，臨床化学的考え方が習得できたかを評価する実習である．その場で与えられた検査を，限られた時間内で正確に精度よく迅速に，検査項目や検査方法の特性を考慮し検査報告書を出すことにより，総合的な理解力，技術力および問題解決能力を評価する．

学生に事前に配布するプリントの内容

1．実施項目名（例）

下記の項目から1項目を実施する．
どの項目を行うかは，試験開始直前に提示する．

A．グルコース（HK・G-6-PD法）
B．A/G比（ビウレット法，BCG色素結合法）
C．尿素窒素（ウレアーゼ・POD法）
D．アルカリホスファターゼ（4-ニトロフェニルリン酸法）

ただし，当日行う試験は実習で行った方法または一般的で有名な方法で行う．
当日配布するプリントの内容は，方法名，操作だけである．

2．生化学検査実習実技試験についての諸注意事項

A．例外はあるが，基本的に試薬は教務で作製する．
B．検体4件
　No.1〜4は一重測定する．
　No.1〜4の結果は最終的な値を明記する．
C．試薬盲検の測定は，指定のないかぎり一重測定で行う．

263-00985

D．標準液があるのは検量線で行う．

a．標準液で標準血清を使用するときは，試験当日標準血清の表示値を伝える．

b．基本的には検量線のプロットの数は1点, 二重測定で行う．ただし, 例外があるので試験プリントを注意して読むこと．

E．反応液量が3.5 ml 以下の場合は共洗いをしない．

F．室温は25℃とする．

G．比色計は，基本的には教員が指定するが，指定のない学生は，どれを使用してもかまわない．

ただし，重なることもあるのでお互いに時間を調整しあって使用する．

H．レポート用紙，グラフ用紙，電卓，筆記用具のみ持参する．

そのほかは持込み不可である．

使用した実験器具を明記し，用途も簡単に記入せよ．

I．ほしいもの，質問があれば，紙に書いて教員に渡す．

3．評価法

	減点
A．実技上の評価（50点減点）	
a．実験計画・準備（16点）	
・適切な実験計画が立てられない	−5
・全体的に操作手技が不良である（放置時間など）	−5
・器具・試薬などの確認ができていない	−2
・態度，片づけが適切でない	−2
・その他（試薬・検体不足，再交付）	−2
b．ピペット操作，その他器具の取り扱い（14点）	
・ピペット類の適切な選択ができない	−2
・ピペット操作の手技が未熟(斜め使用，先端拭き取り）である	−3
・マイクロピペットの取り扱いが適切でない	−3
・その他(ポイントミキサー, 安全ピペッターの取り扱い)	−2
c．比色計の取り扱い，操作（20点）	
・測定波長の設定が不正確である	−5
・迷光フィルタの設定ができていない	−5
・セルブランクのチェックをしないで測定した	−5
・セルの処理，後始末ができていない（共洗など）	−3
B．レポート作成の評価（50点減点）	
a．標準液吸光度，検体濃度のバラツキが±20%以上ある	−10
b．異なる検体の既知濃度の比に対して測定濃度比のバラツキが±15%以上ある	−10
c．グラフの作成でタイトル，単位など必要な表示がない	−5
d．グラフの作成で各プロットが適切でない	−3

263-00985

e．グラフの作成で検量線の直線性が適切でない　－5
f．考察において，技術上および臨床上のコメントが不十分である　－10

C．レポートは実習のときと同じように表紙をつけ，開始時間と提出時間を表紙に記す．
終了時間を超過した場合は，5分につき5点を減点するが，最終終了時間にはどんな状態でも提出しなければならない．
項目によって，内容，時間など異なるので，ある程度考慮する．

実技試験問題（ビウレット法による総タンパクの定量）

試薬　教務で作製

①実習書の総タンパク質測定を参照して作製する．
②ビウレット試薬　3,000 ml 作製〔(42 ml＋α)/人×40人作製〕

当日配布するプリントの内容

当日は〔事前配布プリント〕を再度試験問題と一緒に配布する．

課題

①総タンパクをビウレット法で測定し，総タンパク濃度を求めなさい．
②各検体の総タンパク濃度とアルブミン濃度からA/G比を出しなさい．
③結果から考察しなさい．

器具

1人分
・マイクロピペット（10～100 μl 用）　1本
・チップ（10～100 μl 用）　10個
・安全ピペッター　1個
・中間メスピペット（10 ml）　1本
・小試験管（13×70 mm）　7本
・洗ビン（純水）　1個
・ボルテックスミキサー　1台（共用）
・分光光度計　1台（共用）

標準血清および検体

・標準液の濃度は標準液試験管に記載する．
・血清（管理血清）

263-00985

方法

操作法

			試薬盲検	検量線	検体
1	試料	水（μl）	100		
		標準液（μl）		100	
		血清（μl）			100
2	ビウレット試薬（ml）		6.0	6.0	6.0
3	吸光度測定		よく混和し，室温で 30 分間放置する．水を対照として 545 nm で吸光度を測定する		

この方法で最大 17 g/dl まで直線性がある

結果

①グラフ用紙に総タンパクの検量線を作成しなさい．

②検量線より検体の濃度を求めなさい．

（伊藤昭三）

263-00985

X

実習計画モデル

1 学内実習標準モデル

標準モデル策定に関する基準

①履修単位：2 単位（90 時間）とする．

②授業時間：授業 1 時限を 45 分または 50 分とし，1 回（1 項目）の実習授業時間を 4 時限とする．最終回には実技試験を組み込んでいるため，実習時間は 92 時間となる．〔実技試験を行わない場合，筆記試験 2 時限（解説を含む）を実施することで 90 時間となる．〕

③実施内容（1 回あたり 4 時限）：検体採取・試薬調製・検量線作成・操作法・検討課題を実習目標によってそれぞれ組み合わせ，時間内に達成できるものとする．

③実習人数：40 人の設定とする．

④アドバンスコース：標準モデルに組み込んだアドバンスモデルは，時間が許せば実施することが望ましい．

「臨床化学検査学」実習の標準モデル

表X-1 に示すとおりである．

263-00985

表X-1

2単位（92時間または90時間）

区分			回数	実習内容
1	総論	定量概念と比色法	1	吸光光度分析：可視吸収スペクトル
2	静脈採血	検体分離・保存	2	採血，血清分離と保存法，抗凝固剤の用途
3	無機質	鉄	3	松原法（バソフェナンスロリン法）
		総カルシウム	4	*o*-CPC法
		無機リン	5	Fiske-Subbarow法（直接法）
4	糖質	グルコース	6	GOD法，HK・G-6-PD法（UV法），または グルコース負荷試験（OGTT）*
5	タンパク質	総タンパク質	7	ビウレット法
		アルブミン，A/G	8	BCG法またはBCP法
		血清タンパク分画	9	セルロースアセテート膜電気泳動法
6	脂質	トリグリセライド	10	アルコール性KOH-GK-PK-LD-UV法
		コレステロール HDL-コレステロール	11	コレステロールオキシダーゼ法 ヘパリン-Ca-Ni沈殿法
7	非タンパク性窒素	尿素窒素	12	ウレアーゼ・インドフェノール法
		クレアチニン	13	Folin-Wu法（Jaffé反応） クレアチニンクリアランス
		尿酸	14	ウリカーゼ・ペルオキシダーゼ法
		ビリルビン	15	アルカリアゾビリルビン法
8	酵素	酵素活性の測定	16	ALPのK_m測定（4-NPP・EAE法）
		LD	17	UV法（L→P，JSCC常用基準法）
		AST ALT	18	リンゴ酸デヒドロゲナーゼ共役NADH減少法（JSCC常用基準法） 乳酸デヒドロゲナーゼ共役NADH減少法（JSCC常用基準法）
		CK	19	JSCC常用基準法
		ALP	20	4-ニトロフェニルリン酸法（JSCC常用基準法）
		アミラーゼ	21	G5-α-グルコシダーゼ法
		LDアイソザイム分画	22	セルロースアセテート膜電気泳動法
9	総合実習	実技試験（4時限） 92時間	23	ビウレット法

*アドバンス実習

（大西英文）

付

1 実習に関する注意事項

1 ガラス器具類の取り扱い

一般的注意

・ガラス器具類の性質を理解することが大切である．ホールピペットやメスフラスコは加熱乾燥してはいけない（ガラスの膨張によって容量が変わるため）．また，ガラス器具に水酸化ナトリウムを入れて熱するとガラスは侵されやすい．
・ピペットで液体を移しかえるときは，容器と容器を近づけ，液体がこぼれないようにする．
・メスフラスコで水溶液を作製する際は水で希釈するので，はじめ内部が水で濡れていても問題ない．蒸留水で洗ってそのまま用いればよい．
・使用する器具が出用目盛（ホールピペット，メスピペット）か受用目盛（メスフラスコなど）かを十分に理解し，使用目的に応じて使い分ける．

洗浄法

・まず汚れの本質を知ることが大切である．そのうえで，中性洗剤・酸・アルカリ・有機溶剤などを使い分け，汚れを最も能率よく除去する．
・体積変化を避けるため，メスフラスコ，ホールピペットなどの測容器は，はじめに水道水，次いで蒸留水で洗い，内壁面をブラシでこするようなことはしない．
・同じ理由から，測容器は通常は加熱乾燥しない．
・使用直前に，これから使用する液体で“共洗い”する．
・こびりついた汚れは，磨き粉に炭酸水素ナトリウム（重曹）を用いてブラシで洗い落とす．
・落ちにくい有機物による汚れは，少量のエタノールで溶かし去ってから，中性洗剤による洗浄を行うと効果的である．

（以上，ガラス器具類の一般的注意・洗浄法については，本シリーズ『臨床検査学　基礎実習』『臨床検査学講座／化学』『同／検査機器総論』などを参照のこと）

2 廃液の処理

・実験廃液は有機廃液と無機廃液に大別されるが，それぞれ所定の廃液容器に回収する．
・器具はできるかぎり少ない量ですすぎ，その洗液も廃液容器に回収する．
・高濃度の酸やアルカリは中和する．
・酸性溶液の中和には炭酸水素ナトリウム（重曹）がよく用いられる．
・中和後の溶液は流しに捨ててもよいが，その際には有害物質が含まれていないか再度よく確認する．

263-00985

3 事故の処置

火災

・メタノール，アセトン，トルエンなどの引火性物質は取り扱いに注意し，必要以上は実験台上にのせておかない．
・火災が起こりかけたような場合には，あわてずにバーナーなどの火を消し，引火性のものを遠ざけ，消火器で初期消火を行う．
・消火器はあらかじめ常備し，設置場所・使用方法について熟知しておく．
・初期消火に失敗したら，火災報知器などで消防署に連絡する．

薬品

・酸やアルカリをこぼしたときは，まず水を含ませた雑巾で拭き取り，水洗いした雑巾で数回拭き取る．
・酸やアルカリが身体についた場合は，すみやかに水道水で洗浄する．特にアルカリは皮膚や粘膜などに対して侵襲性が高いので，低濃度の水溶液でも十分に注意する．

（以上，事故の処置については，本シリーズ『臨床検査学　基礎実習』『臨床検査学講座／検査管理総論』などを参照のこと）

付 2 市販の酸・アルカリ濃度

実習に使用される主な市販の酸・アルカリ濃度を示す．
塩酸・硝酸・硫酸・アンモニア水等の薬品の取り扱いは慎重にしなければならない．

市販の酸・アルカリ濃度

市販名	化学式	分子量	%（w/w）	g/dl	密度	規定度
塩酸	HCl	36.46	35	42	1.18	12
硫酸	H_2SO_4	98.08	96	177	1.84	36
硝酸	HNO_3	63.02	70 60～62	100 85	1.42 1.38	15 13
リン酸	H_3PO_4	98.00	85	144	1.69	15
酢酸	CH_3COOH	60.05	99～100	105	1.06	17
アンモニア水	NH_3	17.03	28	25	0.90	15

263-00985

3 原子量表

(元素の原子量は，質量数 12 の炭素（^{12}C）を 12 とし，これに対する相対値とする。但し，この^{12}C は核および電子が基底状態にある結合していない中性原子を示す。)

多くの元素の原子量は地球上の自然界においても同位体存在度の変動によって大きく変化する。そのうちの 10 元素については，原子量の変動範囲を［a , b］で示す。この場合，元素 E の原子量 A_r(E) は $a \leq A_r(E) \leq b$ にある。例えば，水素の場合，[1.00784 , 1.00811] と表され，地球上の普通の試料中の水素の原子量は，1.00784 以上，1.00811 以下の範囲内にあることを示している。その他の 74 元素については，原子量 A_r(E) の不確かさを（　）内の数字であらわし，これは有効数字の最後の桁に対応する。例えば，ヘリウムの場合の 4.002602(2) は 4.002602±0.000002 を意味する。この表の脚注には，個々の元素に起こりうるもので，原子量に付随する不確かさを越える可能性のある変動の様式が示されている。原子番号 113，115，118 の元素名は暫定的なものである。

原子番号	元素名	元素記号	原子量	脚注
1	水素	H	[1.00784 , 1.00811]	m
2	ヘリウム	He	4.002602(2)	g r
3	リチウム	Li	[6.938 , 6.997]	m
4	ベリリウム	Be	9.012182(3)	
5	ホウ素	B	[10.806 , 10.821]	m
6	炭素	C	[12.0096 , 12.0116]	
7	窒素	N	[14.00643 , 14.00728]	
8	酸素	O	[15.99903 , 15.99977]	
9	フッ素	F	18.9984032(5)	
10	ネオン	Ne	20.1797(6)	gm
11	ナトリウム	Na	22.98976928(2)	
12	マグネシウム	Mg	24.3050(6)	
13	アルミニウム	Al	26.9815386(8)	
14	ケイ素	Si	[28.084 , 28.086]	
15	リン	P	30.973762(2)	
16	硫黄	S	[32.059 , 32.076]	
17	塩素	Cl	[35.446 , 35.457]	m
18	アルゴン	Ar	39.948(1)	g r
19	カリウム	K	39.0983(1)	
20	カルシウム	Ca	40.078(4)	
21	スカンジウム	Sc	44.955912(6)	
22	チタン	Ti	47.867(1)	
23	バナジウム	V	50.9415(1)	
24	クロム	Cr	51.9961(6)	
25	マンガン	Mn	54.938045(5)	
26	鉄	Fe	55.845(2)	
27	コバルト	Co	58.933195(5)	
28	ニッケル	Ni	58.6934(4)	r
29	銅	Cu	63.546(3)	r
30	亜鉛	Zn	65.38(2)	r
31	ガリウム	Ga	69.723(1)	
32	ゲルマニウム	Ge	72.63(1)	
33	ヒ素	As	74.92160(2)	
34	セレン	Se	78.96(3)	
35	臭素	Br	79.904(1)	
36	クリプトン	Kr	83.798(2)	gm
37	ルビジウム	Rb	85.4678(3)	g
38	ストロンチウム	Sr	87.62(1)	g r
39	イットリウム	Y	88.90585(2)	
40	ジルコニウム	Zr	91.224(2)	g
41	ニオブ	Nb	92.90638(2)	
42	モリブデン	Mo	95.96(2)	g
43	テクネチウム*	Tc		
44	ルテニウム	Ru	101.07(2)	g
45	ロジウム	Rh	102.90550(2)	
46	パラジウム	Pd	106.42(1)	g
47	銀	Ag	107.8682(2)	g
48	カドミウム	Cd	112.411(8)	g
49	インジウム	In	114.818(3)	
50	スズ	Sn	118.710(7)	g
51	アンチモン	Sb	121.760(1)	g
52	テルル	Te	127.60(3)	g
53	ヨウ素	I	126.90447(3)	
54	キセノン	Xe	131.293(6)	gm
55	セシウム	Cs	132.9054519(2)	
56	バリウム	Ba	137.327(7)	
57	ランタン	La	138.90547(7)	g
58	セリウム	Ce	140.116(1)	g
59	プラセオジム	Pr	140.90765(2)	
60	ネオジム	Nd	144.242(3)	g
61	プロメチウム*	Pm		
62	サマリウム	Sm	150.36(2)	g
63	ユウロピウム	Eu	151.964(1)	g
64	ガドリニウム	Gd	157.25(3)	g
65	テルビウム	Tb	158.92535(2)	
66	ジスプロシウム	Dy	162.500(1)	g
67	ホルミウム	Ho	164.93032(2)	
68	エルビウム	Er	167.259(3)	g
69	ツリウム	Tm	168.93421(2)	
70	イッテルビウム	Yb	173.054(5)	g
71	ルテチウム	Lu	174.9668(1)	g
72	ハフニウム	Hf	178.49(2)	
73	タンタル	Ta	180.94788(2)	
74	タングステン	W	183.84(1)	
75	レニウム	Re	186.207(1)	
76	オスミウム	Os	190.23(3)	g
77	イリジウム	Ir	192.217(3)	
78	白金	Pt	195.084(9)	
79	金	Au	196.966569(4)	
80	水銀	Hg	200.59(2)	
81	タリウム	Tl	[204.382 , 204.385]	
82	鉛	Pb	207.2(1)	g r
83	ビスマス*	Bi	208.98040(1)	
84	ポロニウム*	Po		
85	アスタチン*	At		
86	ラドン*	Rn		
87	フランシウム*	Fr		
88	ラジウム*	Ra		
89	アクチニウム*	Ac		
90	トリウム*	Th	232.03806(2)	g
91	プロトアクチニウム*	Pa	231.03588(2)	
92	ウラン*	U	238.02891(3)	gm
93	ネプツニウム*	Np		
94	プルトニウム*	Pu		
95	アメリシウム*	Am		
96	キュリウム*	Cm		
97	バークリウム*	Bk		
98	カリホルニウム*	Cf		
99	アインスタイニウム*	Es		
100	フェルミウム*	Fm		
101	メンデレビウム*	Md		
102	ノーベリウム*	No		
103	ローレンシウム*	Lr		
104	ラザホージウム*	Rf		
105	ドブニウム*	Db		
106	シーボーギウム*	Sg		
107	ボーリウム*	Bh		
108	ハッシウム*	Hs		
109	マイトネリウム*	Mt		
110	ダームスタチウム*	Ds		
111	レントゲニウム*	Rg		
112	コペルニシウム*	Cn		
113	ウンウントリウム*	Uut		
114	フレロビウム*	Fl		
115	ウンウンペンチウム*	Uup		
116	リバモリウム*	Lv		
118	ウンウンオクチウム*	Uuo		

* ：安定同位体のない元素。これらの元素については原子量が示されていないが，ビスマス，トリウム，プロトアクチニウム，ウランは例外で，これらの元素は地球上で固有の同位体組成を示すので原子量が与えられている。

g：当該元素の同位体組成が正常な物質が示す変動幅を越えるような地質学的試料が知られている。そのような試料中では当該元素の原子量とこの表の値との差が，表記の不確かさを越えることがある。

m：不詳な，あるいは不適切な同位体分別を受けたために同位体組成が変動した物質が市販品中に見いだされることがある。そのため，当該元素の原子量が表記の値とかなり異なることがある。

r：通常の地球上の物質の同位体組成に変動があるために表記の原子量より精度の良い値を与えることができない。表中の原子量および不確かさは通常の物質に適用されるものとする。

263-00985

【編者所属】

大西 英文
元昭和医療技術専門学校・副校長

狩野 元成
元大東文化大学スポーツ・健康科学部健康科学科・教授

【著者所属】

谷口 智也
昭和医療技術専門学校臨床検査技師科・学科長

瀧本 順三郎
元天理医療大学臨床検査学科・非常勤講師

大橋 鉱二
藤田保健衛生大学医療科学部臨床検査学科・准教授

小山 岩雄
元埼玉医科大学保健医療学部健康医療科学科・教授

檜山 由香里
昭和医療技術専門学校臨床検査技師科

大西 英文
前記

富永 麻理
高知学園大学健康科学部臨床検査学科・教授

松下 誠
埼玉県立大学保健医療福祉学部健康開発学科・教授

芝 紀代子
文京学院大学名誉教授

徳永 賢治
香川県立保健医療大学名誉教授

只野 智昭
大東文化大学スポーツ・健康科学部健康科学科・講師

狩野 元成
前記

伊藤 昭三
日本医療科学大学保健医療学部臨床検査学科・学科長

川口 克彦
日本医療科学大学保健医療学部臨床検査学科・准教授

佐藤 剛
元弘前大学大学院保健学研究科医療生命科学領域・准教授

大澤 進
元国際医療福祉大学成田保健医療学部医学検査学科・教授

三村 邦裕
千葉科学大学大学院危機管理学研究科・教授

浦山 修
元つくば国際大学医療保健学部・教授

森山 隆則
北海道大学名誉教授

小川 善資
元臨床化学研究所

金森 きよ子
元文京学院大学保健医療技術学部臨床検査学科・准教授

臨床検査学実習書シリーズ
臨床化学検査学　実習書　　ISBN978-4-263-22321-5

2008年9月20日　第1版第1刷発行
2022年1月10日　第1版第8刷発行

監　修　一般社団法人 日本臨床検査学教育協議会

編　者　大 西 英 文
　　　　狩 野 元 成

発行者　白 石 泰 夫

発行所　医歯薬出版株式会社
〒113-8612　東京都文京区本駒込1-7-10
TEL　(03)5395-7620(編集)・7616(販売)
FAX　(03)5395-7603(編集)・8563(販売)
https://www.ishiyaku.co.jp/
郵便振替番号 00190-5-13816

乱丁, 落丁の際はお取り替えいたします　　印刷・三報社印刷/製本・愛千製本所
© Ishiyaku Publishers, Inc., 2008. Printed in Japan

本書の複製権・翻訳権・翻案権・上映権・譲渡権・貸与権・公衆送信権(送信可能化権を含む)・口述権は,医歯薬出版(株)が保有します.
本書を無断で複製する行為(コピー, スキャン, デジタルデータ化など)は,「私的使用のための複製」などの著作権法上の限られた例外を除き禁じられています. また私的使用に該当する場合であっても, 請負業者等の第三者に依頼し上記の行為を行うことは違法となります.

JCOPY ＜ 出版者著作権管理機構 委託出版物 ＞
本書をコピーやスキャン等により複製される場合は, そのつど事前に出版者著作権管理機構(電話03-5244-5088, FAX 03-5244-5089, e-mail:info@jcopy.or.jp)の許諾を得てください.